Os segredos da
LONGEVIDADE

UM VERDADEIRO MANUAL PARA SER SAUDÁVEL E VIVER MAIS
POR MEIO DA ALIMENTAÇÃO, DA MEDICINA PREVENTIVA
E DO EQUILÍBRIO DO SEU ORGANISMO

Dr. Edmond Saab Junior
Prefácio de Monja Coen

Os segredos da longevidade

Edição Promocional

Direitos reservados desta edição: CDG Edições e Publicações

*O conteúdo desta obra é de total responsabilidade do autor
e não reflete necessariamente a opinião da editora.*

Autor:
Edmond Saab Junior

Revisão:
3GB Consulting

Preparação de texto:
André Fonseca

Criação e diagramação:
Jéssica Wendy

Produção editorial e distribuição:

CDG
Grupo Editorial

contato@cdgeditora.com.br

SUMÁRIO

Prefácio – Conhecer a si mesmo por Monja Coen 07
Apresentação 11
Introdução 15

PARTE I – ABRA SEUS OLHOS

1. Minha história: o amadurecimento sem romance 21
2. Carta aberta 27
3. Reflexão: a medicina como está e como deveria ser 33
4. Preconceito: ignorância e interesses 41
5. O que chamamos de medicina preventiva 43
6. A década de envelhecimento saudável 47
7. A medicina do futuro 51

PARTE II – ABASTECENDO

8. Água: dois oceanos 57
9. Oxigênio: a origem e a fonte da vida 75
10. Nutrologia 89
11. Como manter seu sistema digestivo em ótimo funcionamento 117
12. Magnésio: o maestro da orquestra 139
13. Óxido nítrico: o gás fabuloso 145

PARTE III – LIMPANDO

14. Carga excessiva de ferro 151

15. Excesso de medicamentos: drogarias vendem drogas 157

16. Intox e detox 173

PARTE IV – AJUSTE FINO

17. Modulação hormonal sexual 195

18. Hipotireoidismo subclínico 213

19. Fadiga adrenal: a doença do século 21 221

20. Hormônio vitamina D 229

21. Entendendo a medicina funcional integrativa 235

PARTE V – AUTONOMIA, FLEXIBILIDADE E MOBILIDADE

22. Sarcopenia: músculos para suportar o esqueleto 257

23. Artrose 261

24. Osteoporose 267

PARTE VI – ALINHANDO CORPO E MENTE

25. Module sua mente e siga em frente 275

Epílogo 283

Referências 285

Bibliografia recomendada 286

Bibliografia 288

AGRADECIMENTOS

Agradeço a cada um dos meus irmãos, pacientes e também aos irmãos de outros planos, que me intuíram a analisar leituras proibidas e não convencionais, a aplicá-las na prática clínica e observar os maravilhosos resultados durante décadas, quando ainda naquela época tudo isso era pecaminoso e profano. Agradeço a força, a iluminação e a coragem de questionar e enxergar novos caminhos e alternativas para a prevenção e a cura.

Não posso deixar de agradecer também:

À jornalista Samira Chahime e sua participação no capítulo "Excesso de medicamento";

À jornalista Viviane Deecke, pela organização do livro;

À nutricionista Dra. Amanda Guerra e sua participação no capítulo "Nutrologia";

Ao pós-doutor pela USP em engenharia e hidrogeologia Dr. Marcos Bolognini Barbosa, por sua participação no capítulo "Água: dois oceanos";

A Monja Coen, pela iluminação e por me apresentar ao André Fonseca, nosso editor. Ele é mais jovem do que os meus filhos e, por meio de sua capacidade profissional e dedicação, transformou em realidade este projeto com excelência e maestria;

A minha paciente e escritora Nidelci Lima Rocha, pela primeira sugestão de nome para a obra;

À advogada Dagmar dos Santos, pelo auxílio na revisão;

E sempre aos meus três filhos, que são a inspiração para tudo que realizo;

À Dra. Juliana Saab, minha filha, pela participação em "Xenoestrogênios" e pela inspiração no capítulo "Module sua mente e siga em frente".

PREFÁCIO | CONHECER A SI MESMO

Por Monja Coen

Você se conhece de verdade?
Sabe de suas necessidades verdadeiras?

Percebe, como escreveu o Dr. Edmond, como está se sentindo e do que necessita para ficar melhor ainda? A quem procurar? Onde encontrar o que necessita para viver melhor?

Conhecer-se é o passo inicial da cura e/ou da prevenção de qualquer doença física, mental ou social. Parece simples, mas não é. O mais íntimo pode ser o mais distante. É o nosso corpo – deveríamos ter grande intimidade com nosso corpo físico –, mas não o conhecemos tão bem. Não percebemos suas necessidades verdadeiras. Por exemplo: você é capaz de reconhecer a diferença entre a fome e a vontade de comer, a diferença entre o sono tranquilo e o cansaço extenuante, que faz você desmaiar na cadeira, no sofá, na direção de um carro ou moto? Percebe a diferença entre a sexualidade saudável e os desvios sexuais, o apego aos prazeres? Pratica atividade física que equilibra o corpo/mente ou se excede, causando lesões? Ou faz menos do que seria adequado para sua saúde?

A mente humana – a sua mente. Você deveria ter grande intimidade com sua própria mente. Será que tem?

Reconhece os diferentes estados emocionais e escolhe suas respostas?

Sem julgamentos, é capaz de treinar a si mesmo para ser uma pessoa alegre, contente com a existência, capaz de conduzir sua vida com leveza e ternura? Ou se deixa levar pelas emoções, grita, esperneia, reclama, chora, se encolhe, se esconde, foge para o inconsciente e quer dormir, dormir, dormir... Quem é você? O que é você, ser humano?

Conheci um mestre zen coreano, nos Estados Unidos, que perguntava ao aluno: *Quem é você?* E o aluno respondia seu nome.

Não perguntei seu nome. Perguntei quem é você!, insistia o mestre. Esse diálogo se prolongava por algum tempo, até que o aluno dissesse: *não sei. Não sei quem sou.*

Esse "não sei" é de sabedoria. Vai além de todo o conhecimento do personagem que criamos para nós mesmos. Antes do nome, da profissão, das preferências, das escolhas, quem é você? Ser humano, sim, com certeza. E o que é um ser humano? Você pode acessar, verdadeiramente, esse estado básico de apenas um ser humano? Acessar a sabedoria, que transcende o conhecimento comum e não se prende a palavras, mas a experiências reais de si mesmo? Conhecer apenas não é suficiente. Reaprendi isso em um diálogo com o professor Mario Sergio Cortella, quando me relatou o seguinte:

"Monja, eu sabia que o cigarro não era benéfico e fumava, fumava muito. Levei anos para deixar de fumar, mesmo sabendo dos inúmeros prejuízos para a saúde".

Conhecer apenas não é suficiente. Conhece-te a ti mesmo, teria dito Sócrates. O que é conhecer a si mesmo?

Quem nos ensinou a pensar, a falar, a sentir, a escolher? Como fomos treinados? Por quais experiências passamos para nos tornarmos o que somos agora? Podemos nos modificar, nos transformar?

Certamente. Mas é um trabalho contínuo e delicado, profundo e sutil de fazer escolhas adequadas, até mesmo de como sentir e pensar para melhor compreender a realidade. Segundo a tradição budista, nós, seres humanos, somos compostos por cinco agregados:

– O corpo físico;
– As sensações;
– As percepções;

– As conexões neurais;
– As consciências.

Nosso corpo está em constante transformação; e é por meio desse corpo e dos órgãos dos sentidos que desenvolvemos percepções da realidade, fazemos conexões neurais e temos consciência.

Algumas consciências são reconhecidas: as de cada órgão dos sentidos (visão, audição, paladar, tato, olfato), a consciência que gerencia, organiza todas essas consciências vindas pelos órgãos dos sentidos, uma outra consciência que leva informações obtidas pelos sentidos até uma grande memória, a consciência de tudo que já foi e está ali armazenado. A consciência que trouxe a mensagem é a mesma que leva de volta nossa reação ou resposta ao estímulo. Mas, cada vez que ela leva uma mensagem à grande memória, ela modifica essa grande memória. Da mesma maneira, ela leva da grande memória uma resposta ao estímulo recebido. Tudo acontece em milésimos de segundo. E não há nada fixo ou permanente.

A percepção da impermanência e ao mesmo tempo da interconectividade de todo o nosso sistema vivo pode ser desenvolvida, treinada, por meio de práticas meditativas, bem como de filosofias e estudos acadêmicos. Para meditar, basta encontrar um local tranquilo, nem muito claro, nem muito escuro. De preferência sem excessos de sons ou ruídos.

Sente-se de maneira confortável, mas consciente e segura. A coluna deve estar ereta, e a cervical, alongada. Levante e baixe os ombros algumas vezes, gire a cabeça delicadamente, encontre o centro de equilíbrio, ajuste a respiração e observe, em profundidade, a si mesmo.

Há pensamentos ou não pensamentos.

Pensar e não pensar – ir além de ambos. Sem preferências. Observar como um cientista, sem julgar. Observar para entender, conhecer. É apenas por meio do conhecimento de si mesmo que poderá utilizar melhor o que você é. E você não é apenas a história de sua vida de agora, é também a história da vida humana, a qual só é possível em relação a todas as outras formas de vida.

O foco é a respiração consciente. Quando isso é claramente sentido, experimentado, realizado, dizemos que a pessoa se torna um ser de luz, de clareza, uma pessoa iluminada.

Os segredos da longevidade

Precisamos conhecer as alterações emocionais e perceber que estas alteram a respiração, e vice-versa. Assim sendo, se conseguirmos trabalhar a respiração profunda e sutil, seremos capazes de acalmar nossos ânimos, tranquilizar nosso sistema físico e mental, encontrar um estado neutro e equilibrado, seremos capazes de conhecer as necessidades verdadeiras pelas quais estamos passando e de procurar o necessário para ficarmos bem.

Dr. Edmond nos apresenta neste livro o que nos torna mais conscientes de nós mesmos e o que podemos fazer para viver melhor, com mais saúde, mais alegria, contentamento, e assim sermos corresponsáveis por uma sociedade mais digna e feliz. Vamos praticar o Caminho da Libertação, que é o da saúde física, mental e social? Venha conosco conhecer, reconhecer suas necessidades verdadeiras, e saiba onde encontrar a cura e/ou a prevenção de alguns dos nossos males.

Não desista da vida. Não desista de você. Tente outra vez e descubra que é possível ser saudável e feliz.

Boa leitura, e ponha em prática o que aqui pode aprender.

Mãos em prece.

Monja Coen

(paciente do Dr. Edmond)

APRESENTAÇÃO

Ao assistir ao Congresso Internacional de Medicina, comecei a prestar atenção em um palestrante muito empenhado em passar os seus conhecimentos. Preocupava-se mais com a didática do que com a retórica. E o seu objetivo principal na explanação firme, coesa e científica não era como o de todos os outros. O alvo era aquilo de mais sublime, mais coerente e mais eficaz que existe na medicina: PREVENÇÃO.

Médico é doutor, que é *docere*, que quer dizer ensinar, e ele, com um poder de síntese e palavras simples, porém profundas, ensinava a plateia a se manter saudável. Eram várias frases de efeito marcantes que se entranhavam nos neurônios dos ouvintes, que não retiravam os olhos daquele ser biblioteca do bem.

Após a conferência, fiquei na fila para conversar e fiquei sabendo, atônito, que não era um professor de universidade. Era um médico que gostava de clinicar, que estudava muitas horas por dia, um verdadeiro autodidata. Conheci muitos autodidatas nos meus cinquenta anos de medicina, mas ele era um verdadeiro autodidata voltado não para o próprio ego, mas para o bem-estar daqueles de quem cuidava, daqueles que nele depositavam o bem mais precioso, a própria vida.

Naquele momento, o que eu mais desejava era tê-lo perto de nossa Associação Brasileira de Medicina Biomolecular e Nutrigenômica, para fazer parte da nossa equipe de professores.

Tive a oportunidade de devorar o seu *best-seller Manual do proprietário*, lido por mais de trinta mil pessoas. E o que lá encontrei? Ensinamentos para que os pacientes pudessem argumentar com seus médicos. Medidas e procedimentos que dependem da própria pessoa para se manter saudável. Mais uma vez, o cardiologista, quero dizer, o grande clínico da medicina interna ensina como prevenir doenças.

Entretanto, ainda não satisfeito, esse médico, que está em contínuo movimento, escreveu outra joia da literatura médica: *Os segredos da longevidade*. Aqui se aprofundou ainda mais nos seus ensinamentos.

Creio que nem a maioria dos médicos sabe o que lá está escrito. E escrevo estas palavras muito entristecido, porque nas faculdades de medicina os estudantes aprendem somente a tratar de doenças, sem preocupação com a prevenção. Os professores das universidades ensinam o que aprenderam com seus antigos mestres. Não ensinam que a esteatose hepática pode ser revertida, que uma placa de ateroma pode diminuir ou até desaparecer, que as artérias enrijecidas podem se tornar elásticas, que temos meios de diminuir o volume da próstata sem cirurgia, que não existe depressão refratária e que tumores não responsivos à quimioterapia, radioterapia e cirurgia ainda têm grande probabilidade de regredir etc.

E os alunos... Ah! Os alunos! Estes somente querem saber quais são as drogas mais modernas descobertas pela indústria farmacêutica. Qual é o último trabalho científico com as melhores evidências, as quais em geral são escritas por cientistas remunerados pela própria indústria que fabricou a droga? E assim aprendem a tratar os pacientes, do modo dito científico.

Os trabalhos duplo-cegos, randomizados, controlados com placebo e com um grande número de casos são aqueles que buscam a verdade. Entretanto, esse modo seria muito eficaz caso fôssemos epidemiologistas, se tratássemos de um rebanho de pacientes por vez. Mas somos médicos e tratamos de pacientes um a um. E não poderia ser diferente, pois cada paciente tem suas características próprias. Estamos diante de seres humanos, com histórias de vida diferentes, em um meio ambiente peculiar, com patrimônios genéticos diversos, e não faz sentido englobá-los e rotulá-los para receberem o tratamento com a assim chamada melhor evidência científica, que é estatística.

Atualmente, os médicos trocam a anamnese e a propedêutica, isto é, o ouvir e o examinar, por exames laboratoriais e de imagem muitas vezes invasivos e lesivos à saúde. E o pior: acreditam fielmente neles.

> SONHAMOS COM O DIA EM QUE OS ESTUDANTES DE MEDICINA APRENDERÃO A RACIOCINAR COM OS PRÓPRIOS NEURÔNIOS, COLOCANDO EM AÇÃO O SEU LIVRE PENSAR, E A ESTUDAR OS PACIENTES NOS SEUS VÁRIOS ASPECTOS ANTES DE DAR NOMES OU TRATAR.

Aliás, os nomes que aprendemos (diagnósticos) pouco significam, são apenas rótulos, carimbos.

Os pacientes não estão à procura do último medicamento lançado com toda a força do *marketing* farmacêutico, eles não querem fazer os exames mais sofisticados. Desejam e de fato necessitam de uma anamnese bem feita, de um exame clínico à moda antiga e de uma abordagem não necessariamente com drogas. Entretanto, se for o caso, que seja um medicamento eficaz, seguro, se possível não tão dispendioso e – importante – que esteja há muito tempo no mercado, para não ser surpreendido com efeitos colaterais inusitados e muitas vezes ocultos pela indústria farmacêutica de má-fé.

O paciente necessita de alguém que o escute, que dê valor às suas queixas, que lhe dê segurança e transmita confiança. Ele quer saber o que está acontecendo com si mesmo, quer informações. Como já escrevemos, além de receitar, o médico deve agir como professor, instruindo, ensinando e mostrando os caminhos da manutenção da saúde e da prevenção das doenças: doutor = *docere* = ensinar. E esse é o modo de agir do doutor Edmond.

O verdadeiro médico cuida do organismo como um todo, nunca se esquecendo de afastar a causa da doença, porque não existe doença sem causa. Afastando a causa, desaparecem os efeitos. O médico deve ter em mente que a relação íntima entre causa e efeito é uma VERDADE na física e na química e, como nossas células são formadas por átomos e moléculas, também é uma VERDADE na medicina.

Se acrescentarmos ao nosso desempenho médico e científico a paciência, a compreensão e o carinho, isto é, se agirmos simplesmente como seres humanos, aí, sim, alcançaremos o ideal: a ARTE DE CUIDAR. E o livro *Os segredos da longevidade*, do Dr. Edmond Saab Jr., enaltece esse modo de cuidar dos pacientes.

Prof. Dr. José de Felippe Junior

*Fundador da Associação Brasileira
de Medicina Biomolecular e Nutrigenômica*

Doutor em Ciências Médicas pela USP

*Livre Docente em Clínica Médica
pela Universidade Federal do Rio de Janeiro*

Fundador da Associação Brasileira de Medicina Intensiva

*"Pouca ciência acompanha
a arrogância e nos afasta de Deus,
enquanto muita ciência é acompanhada
pela humildade e Dele nos aproxima."*

– Autor desconhecido –

INTRODUÇÃO

"Cura é sensibilidade, ciência, crença e amor."

Criei este livro para ser um manual do usuário porque não apenas a tecnologia precisa de um guia; a máquina humana também requer seu manual de instruções. Iniciei o primeiro livro com uma frase que não canso de repetir, e quem é meu paciente conhece muito bem: "Não existe um milhão de causas para um milhão de doenças diferentes". Cuidando de meia dúzia de situações, somos capazes de prevenir, curar ou ao menos melhorar grande parte das doenças. A questão é: como conscientizar pessoas tão vulneráveis a um modelo de saúde que não pensa em curar a causa, mas apenas o sintoma?

Reflitam sobre esta frase do filósofo Edmund Burke: "Tudo o que é preciso para o triunfo do mal é que as pessoas de bem nada façam".

Mesmo caminhando por trilhas difíceis, continuo minha jornada pela prevenção. Criar diretrizes para manter a saúde, e não somente os protocolos da indústria para tratar as doenças, é o objetivo de *Os segredos da longevidade*.

Este meu segundo livro tem a intenção de ser um complemento do primeiro, com novos estudos e constatações para que todos possam usufruir dessas informações em prol da sua saúde integral: uma nova consciência sobre o funcionamento da máquina e como tirar o máximo de proveito dela, abastecê-la com o que há de melhor e conseguir uma alta performance, eliminar o que prejudica o seu funcionamento, ajustar todas as engrenagens e fortalecer seu sistema. Com ajustes e prevenção, essa maravilhosa e perfeita máquina terá mais longevidade e, acima de tudo, qualidade de vida enquanto está em funcionamento.

Muitas vezes, quando me deparo com alguns casos, percebo que a máquina já está muito debilitada e os resultados poderiam ser muito melhores se a intervenção tivesse sido realizada precocemente.

Nessas horas me pergunto: por que não usarmos então a medicina preventiva, desde a gestação, depois aplicá-la ao recém-nascido, à criança, ao adolescente, ao adulto, ao idoso, e assim por diante?

Vamos pensar na origem da vida: gestantes com hábitos saudáveis, nutrição adequada, suplementação de minerais, vitaminas, ômega 3, antioxidantes e prática de atividade física. Será uma gravidez sadia, com menos diabetes gestacional, hipertensão, pré-eclâmpsia, entre outras.

Gestantes com níveis ótimos de ômega 3 e iodo, por exemplo, geram bebês mais saudáveis e inteligentes, dados comprovados por inúmeros trabalhos científicos. Criados com uma alimentação correta e medicina preventiva, esses bebês se tornarão adultos mais saudáveis e inteligentes. Sim, trata-se de melhoria genética! Todos esses fatores associados a uma educação com o objetivo de gerar seres criativos, com saúde e inteligência emocional, mais recursos e valores morais, resultariam em uma nova humanidade, composta por seres que são capazes de comandar seus pensamentos e ações, que encontram felicidade e alegria nas artes, nos esportes, no conhecimento, nos relacionamentos e, principalmente, dentro de cada um.

Talvez seja um sonho, mas é isso o que espero, é para isso que estudo e é o que pretendo levar para cada pessoa que tenho a oportunidade de conhecer.

POR QUE CRIEI ESTE MANUAL?

O fato é que não temos um modelo de saúde. Criamos estratégias e diretrizes para tratar as doenças, os sintomas, e não as causas. Pior que isso, essas medidas são criadas por interesses da indústria. Hoje, com tantas informações disseminadas, quem de vocês já não leu, nas mais variadas mídias, sobre esses interesses? Não são lendas, são fatos.

A ressaca te pegou, tome "xxxx" e ela passa. Está com dor de cabeça, engula o remédio "yyyy" que a dor vai embora, e assim por diante. No final do comercial, extremamente rápido e com locução quase incompreensível, o locutor informa: se os sintomas persistirem, procure um médico.

Isso sem falar nos tais produtos da indústria alimentícia, como os biscoitos saudáveis enriquecidos com vitaminas, sucos deliciosos, com poucas calorias e ricos em minerais, ou o macarrão que fica pronto em três minutos. Existem até as margarinas ricas em ômega 3 e fitosteróis, para a saúde do seu coração, aprovadas por associações médicas! É muito assustador!

O que proponho é criarmos diretrizes para manter a saúde.

O *Manual do proprietário* foi iniciado em 2008 e transformado em *best-seller*, ao ser publicado, em 2010: um guia de saúde e bem-estar que vai ajudá-lo a compreender os mecanismos do seu corpo e acabar com a crença de que sua doença não tem cura.

Criei esse manual por não mais suportar ver o aumento da incidência de doenças crônico-degenerativas como obesidade, diabetes, hipertensão, infarto do miocárdio, acidente vascular cerebral, artroses, depressão, doenças autoimunes, demências, câncer... Pensava na nossa ineficiência médica em prevenir essas doenças ou tratá-las. "Tratando os sintomas, e não as causas, estamos tapando o sol com a peneira."

Acompanhem algumas situações corriqueiras:

– As dores das artrites e artroses são tratadas com anti-inflamatórios, corticoides que melhoram por algum tempo o desconforto, mas o processo causador degenerativo continua atuando até essas articulações apodrecerem e serem substituídas por próteses!

– A gastrite, o refluxo gastroesofágico, a azia são tratados com antiácidos à base de alumínio, causando doenças neurodegenerativas. Os bloqueadores da bomba de prótons, como o omeprazol, o lanzoprazol, o esomeprazol, que interrompem a produção de ácido clorídrico, levam à desnutrição e à proliferação bacteriana no tubo digestivo.

– O uso indiscriminado de diuréticos em qualquer tipo de hipertensão provoca a privação de vários minerais desnecessariamente, causando as mais diversas alterações no organismo, inclusive o câncer!

Pesquisem sobre a enorme associação da utilização do diurético hidroclorotiazida e o câncer de pele.

– Diabéticos recebem medicação para aumentar a produção de insulina, sem nunca terem sido submetidos a exames de dosagem desta em jejum. Muitos diabéticos têm produção excessiva de insulina e não precisam dessas medicações, e sim de outras aliadas a alguns minerais que otimizam a utilização da insulina. Mas em vez dessa verificação, controlam-se somente as taxas glicêmicas, ignora-se a oxidação, a inflamação, a glicação, e o sistema continua desmoronando, destruindo as artérias e nervos desses milhões de pessoas e levando a amputações, cegueira, insuficiência renal, disfunção erétil, infartos e derrames.

Estou citando alguns casos para que vocês, leitores, tenham uma ideia, ao avançar no livro, de que esses exemplos são apenas a ponta do *iceberg*. Ou vocês acreditam que, de repente, ao acordarmos pela manhã, descobrimos que estamos com diabetes, hipertensão, câncer, entre outras doenças? Ou, ainda, que ficamos doentes por falta de medicamentos?

A resposta é não. A doença vem, muitas vezes silenciosa, amadurece por anos ou décadas, até eclodir! E o pior é que poderíamos saber disso e prevenir muito tempo antes, sem passar por tanto sofrimento.

Puxa, por que nossas mães não colocavam um pouquinho de remédio para diabetes e/ou hipertensão dentro de nossas mamadeiras? Ou então a mamãe já deveria tomar alguns remedinhos no final da gestação, para nos passar através da amamentação, para prevenir que não ficássemos diabéticos ou hipertensos, não é?

Agora, deixando um pouco a ironia de lado, faço aqui um alerta: o que de fato estamos fazendo é aguardar que quebremos as pernas, para comprar muletas ou uma cadeira de rodas elétrica, de preferência, em vez de cuidar dos ossos e nunca precisar usar esses acessórios. Pensem sobre isso!

Reflitam sobre este estudo realizado na Califórnia em 2018. Foram alocados, em salões de barbeiro, enfermeiras e farmacêuticos, orientados por médicos, para que aferissem a pressão arterial dos clientes e, se necessário, lhes prescrevessem medicamentos.

Ao final de um ano de acompanhamento, observaram que 90% dos pacientes se mantinham ainda em tratamento e que suas pressões estavam mais baixas.

Concluíram que é muito importante cuidar de pacientes portadores de doenças crônicas de uma forma bem próxima, de preferência, na própria comunidade deles. Realmente triste!

O que fizeram para que essas pessoas não tivessem desenvolvido a hipertensão?

Impediram que fossem bombardeadas com propagandas de *fast-food*, Coca-Cola, *nuggets* etc.?

Orientaram essas pessoas a se nutrirem e a se exercitarem corretamente?

O mais provável é que estivessem estudando estratégias para recrutar o máximo possível de clientes para a indústria farmacêutica.

Até o final desta leitura, vocês vão encontrar soluções para todas essas questões, e faço votos de que possam aproveitar muito cada informação e aplicar no dia a dia, pelo amor, e não pela dor.

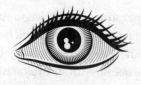

PARTE I | ABRA SEUS OLHOS

1. MINHA HISTÓRIA:

O AMADURECIMENTO SEM ROMANCE

Meu velho mestre, o médico que me inspirou, se foi deste plano no mesmo período em que me formei. E minha história se seguiu da seguinte maneira: um jovem médico que cursava especializações em clínica médica, cardiologia e terapia intensiva, que fazia plantões e mais plantões noturnos e, aos finais de semana, em prontos-socorros e unidades de terapia intensiva, em vários hospitais centrais e de periferia.

O tempo passou, e eu já estava no mercado de trabalho, além de prestar concursos públicos. E, uau! Passei em mais um! Assim, comecei a trabalhar como médico concursado em um posto de saúde, depois fui escolhido para trabalhar em um ambulatório de medicina de grupo. Fantástico! Fui contratado por um dos hospitais de cardiologia mais renomados na época. Lá trabalhava em urgências no pronto-atendimento, na unidade de terapia intensiva, e saía nas ambulâncias para atender as urgências. Logo fiz parte do seleto grupo de médicos que viajava em jatos e helicópteros para atender e remover pacientes mais graves em qualquer canto do país.

Na época, o proprietário desse hospital fazia uma grande divulgação desse serviço de urgência, pois fora o primeiro no Brasil. Recordo-me de quando foi veiculada uma entrevista na Rede Globo explicando que o serviço estava disponível sete dias da semana e 24 horas por dia.

Tratando-se de um hospital cardiológico, nossa grande missão na época era chegar até o paciente infartado antes de seis horas do início da dor, pois éramos um dos primeiros a utilizar o tratamento trombolítico, que consiste em injetar uma substância que dissolve o coágulo que está obstruindo a artéria e causando o infarto. E isso não poderia ser feito após seis horas do início do infarto. Uma vez realizada essa intervenção no local, trazíamos o paciente ao nosso hospital em São Paulo para avaliar, após o cateterismo, a necessidade de cirurgia de revascularização do miocárdio (conhecido como as pontes), angioplastia ou tratamento clínico.

Nesse mesmo período, por contar com toda a estrutura para emergências, esse hospital foi indicado para realizar a cobertura do Grande Prêmio de Fórmula 1, em 1987, que por acaso foi o último Grande Prêmio em Jacarepaguá, no Rio de Janeiro. Montaram uma equipe com médicos de várias especialidades, um jato da antiga Transbrasil foi transformado em aeronave UTI, e eu fui escolhido para ser um dos cardiologistas e intensivistas da equipe. Imaginem só: o ego foi às alturas! Pobre jovem médico!

Após esse momento de fama, fui procurado pelo presidente da CAASP (Caixa de Assistência dos Advogados do Estado de São Paulo). Esse senhor solicitou que eu criasse um serviço médico para socorrer os advogados *in loco* nos principais fóruns da cidade de São Paulo.

E lá fui eu, montei e coordenei esse serviço no Fórum Cível, na Justiça do Trabalho, no Fórum Criminal e em alguns outros regionais.

Tudo isso aconteceu simultaneamente com os plantões, posto de saúde, ambulatórios e o serviço de resgate. Você pode não entender, mas muitos de meus colegas sabem o que é ter três, quatro ou até cinco trabalhos ao mesmo tempo. E não parou por aí, o sonho ainda estava para acontecer (será?). Um grupo de colegas desse hospital me convidou, na década de 1980, para constituirmos uma sociedade, uma grande clínica de cardiologia, e eu aceitei.

A clínica era localizada no bairro do Ipiranga, e atendíamos a muitas consultas, pois aceitávamos vários convênios médicos, mais de cem, por isso tivemos que contratar muitos profissionais para trabalhar conosco. Além das consultas em clínica médica e cardiologia, fazíamos todos os exames cardiológicos não invasivos. Não raro, eu viajava para os Estados Unidos para buscar peças de reposição para os equipamentos de diagnóstico e voltava em dois ou três dias. Eu também era o responsável pelo relacionamento com os diretores de convênios, para conseguir os credenciamentos. Também divulgava para os colegas cardiologistas, com consultórios nos arredores, que contávamos com os equipamentos mais modernos, e falava sobre a qualidade dos nossos exames, para que nos encaminhassem os seus pacientes.

Mesmo com tanto trabalho, eu participava de quase todos os congressos de cardiologia. Minha carreira parecia ir muito bem, mas minha alma, não! Não suportava mais aquela medicina mecanicista, de tratar doenças, de solicitar exames, prescrever medicamentos para garantir o lucro ao final do mês.

As consultas eram marcadas de quinze em quinze minutos, com uma lista de espera de 45 dias para o paciente conseguir um horário comigo. Uma pessoa aguardar 45 dias para se consultar com um cardiologista? Minha lista de espera era grande por eu dar um pouco mais de atenção ao paciente? Falar um pouco mais de nutrição? Ser mais empático? Não sei.

De qualquer forma, essa situação não era justa! Pensava comigo: isso não está certo, o paciente precisa de atendimento rápido, afinal, isso não é medicina estética, que pode esperar... Eu sorria por fora, mas minha alma estava a cada dia mais amargurada.

Foi quando apareceu um novo convite. E eu aceitei! Fui convidado para ser médico consultor e auditor de um dos convênios mais antigos do Brasil. A diretoria era composta por anciãos, leigos em medicina! Minha função era avaliar e autorizar pedidos de procedimentos complexos aos associados, além de auditar as contas hospitalares das internações dos associados, que eram enviadas quinzenalmente pelos hospitais para cobrança.

Fiz cursos de administração e auditoria nos finais de semana, levava as contas hospitalares à noite para casa para auditar se as cobranças estavam corretas ou não, preparava relatórios para entregar à diretoria de anciãos, marcava reuniões com os diretores clínicos dos hospitais para discutir as glosas e continuava os plantões em UTIs e emergências.

Enfim, tive acesso e conheci o outro lado do sistema. Que triste! Hospitais cobrando mais do que deveriam dos planos de saúde, planos de saúde remunerando mal, descredenciando médicos, ameaçando e interferindo na conduta médica para que solicitassem menos exames, assim o custo seria menor, planos utilizando-se de estatutos ou normas internas para protelar ou negar exames aos conveniados, e assim por diante.

Eu era uma máquina de trabalhar. Trabalhava quase cem horas por semana, enquanto a alma permanecia triste, angustiada, e mesmo assim não tomava nenhuma atitude. Então, o universo tomou a atitude por mim.

Quando a clínica já estava muito bem, com uma filial maior que a matriz, em um bairro nobre da capital paulista, meus sócios, dois médicos mais novos do que eu, me deram um grande presente. Pediram minha exclusão da sociedade por falta de "afeto societário". Talvez meu jeito os incomodasse. Eles mantinham dois terços das cotas, portanto, no dia seguinte, por ordem judicial, eu já não poderia mais entrar na clínica, nem para pegar meus pertences pessoais. Saí de lá sem a relação dos meus pacientes, sem os convênios para atender, já que os contratos eram feitos com a clínica, e não direto comigo via pessoa física.

Ao mesmo tempo, haveria novas eleições no convênio em que eu era consultor, portanto, nova diretoria e novo consultor médico. Eu estava fora dessa também.

O caminho era recomeçar. Advogados e mais advogados indignados me diziam: "Edmond, a única coisa que você tem a fazer é não aceitar essa miséria que eles estão te oferecendo (valores das cotas do contrato social) e entrar com uma ação de apuração de haveres". Foi o que eu fiz, e depois de vinte anos recebi o equivalente a 20% do que era meu por direito!

Na época, diante de tal situação, recalculei o meu custo de vida em São Paulo – condomínio, escola de três filhos, despesas da casa – e comparei esse custo ao de uma cidade do interior próxima à capital, e para lá fomos... Ali não recomecei; na verdade, iniciei a tal paz da alma.

Voltei ao hospital de formação e falei com um velho professor. Pedi a ele que me deixasse fazer um estágio na UTI de pós-operatório de cirurgia cardíaca por um período de um ano, não remunerado, para que eu pudesse aprender e conhecer as novidades que tínhamos na última década. A resposta? *Bem-vindo, Edmond!*

E assim eu me dirigia todos os dias para a rodoviária da nova cidade com destino a São Paulo. Minha rotina era o hospital, depois um pequeno consultório, onde atendo até hoje. Durante o caminho de ida e volta, aproveitava o tempo da viagem para me deleitar, estudando nutrologia, bioquímica... Não precisava mais dar laudos em exames, fazer receitas de drogas de quinze em quinze minutos, autorizar ou não exames, glosar ou não contas hospitalares. Estava ficando "duro", consumindo as reservas, mas já me sentia outra pessoa. Logo em seguida, já fazia plantões de novo em UTI e pronto-socorro em outra cidade próxima no interior.

Até que chegou o momento da nova especialidade: nutrologia. Passei por um período de tensão ao prestar a prova para o título de especialista. Fui aprovado! Outra especialidade! Muito estudo e cursos em prática ortomolecular no Brasil e no exterior, e eu me sentia cada dia mais apaixonado! Mas, para entender a ortomolecular, é necessário saber bioquímica médica, ou não adianta nada. Então, dá-lhe estudar e curtir bioquímica. E assim foram se somando a fitoterapia, a medicina hiperbárica... Enfim, a paixão pela grande namorada, a medicina do meu velho mestre, voltou!

Agradeço a Deus e ao universo por todas as pessoas e condições postas em meu caminho, que somaram, competiram ou excluíram, pois ajudaram a tirar as vendas dos meus olhos e a me trazer até aqui!

2. CARTA ABERTA AOS COLEGAS MÉDICOS

Faço aqui um apelo aos meus colegas médicos. A maioria de nós teve uma juventude sacrificada pelos estudos, dificuldades em vencer os concursos vestibulares. Depois disso, os dois primeiros anos da faculdade, imersos em salas com cadáveres, aprendendo toda a anatomia. Fizemos provas difíceis sobre as peças anatômicas ou nos microscópios. O tempo todo estivemos em sala de aula, e muitas vezes éramos vencidos pelo sono sobre os livros.

A partir do terceiro ano, aprendemos que o sono e o tempo livre seriam quase inexistentes. Além das aulas em período integral na faculdade e as aulas práticas no hospital-escola, tínhamos os plantões noturnos. Todos nós sabemos que foi um tempo maravilhoso, de muito aprendizado, mas também de sacrifícios, lutas e mudanças. No final do sexto ano, concluiu-se o sonho da formatura. Fizemos um juramento na luta pela saúde e contra o sofrimento humano, e pelo compromisso com o nosso paciente. Em seguida, luta ainda maior, ser aprovado na residência médica e cursá-la.

Enfim, retomo esse histórico muito familiar na trajetória de todos os médicos que mantêm na lembrança e na consciência o sentimento puro da nossa função na sociedade.

Peço que deem as mãos e vejam o que está acontecendo com a saúde do nosso povo e de todo o planeta. Um aumento alarmante das doenças crônico-degenerativas assolando a todos os nossos familiares, amigos, pacientes, e isso inclui a classe médica. Eu me pergunto: o que estamos fazendo para mudar esse cenário?

Sei que, enquanto escrevo, muitos profissionais estão salvando vidas, operando pacientes neste exato momento, realizando um transplante, fazendo um parto e trazendo uma nova vida ao planeta, e isso tudo é maravilhoso. Mas o que eu preciso falar com vocês é sobre quão mais poderíamos fazer pelos pacientes. Já pensaram se todos os consultórios, de todas as especialidades, entregassem uma pequena cartilha a todos os pacientes e acompanhantes, contendo o mínimo necessário de orientação e informações concretas de como se nutrir, se hidratar, oxigenar, modular o estresse oxidativo, evitar as inflamações...?

Qual seria o impacto dessa atitude na saúde da população?

Não importa se você é um ortopedista que só opera mãos ou um oftalmologista que só cuida da retina, ou um dermatologista que realiza tratamentos estéticos.

Todos somos médicos e, além da função que é necessária e maravilhosa, temos uma missão maior aqui, um juramento!

Não vamos aguardar mais, não vamos deixar por conta das autoridades, sociedades médicas ou indústria farmacêutica e alimentícia a solução dessa catástrofe. A responsabilidade também é nossa, e quem teria mais credibilidade do que nós?! Então, vamos à luta. No decorrer desta leitura, mesmo quem atua em outras áreas, fora da clínica diária – médicos administradores, empresários –, poderá entender passo a passo o que fazer. Eu gostaria muito de presentear com um exemplar deste livro cada estudante de medicina do meu país. Que médicos de diversas áreas e nutricionistas tivessem acesso a esta obra e pudessem avaliar a aplicação destas informações.

Com grande estima, do seu colega!

UM DESAFIO:

NOVAS PERSPECTIVAS EM TRATAMENTO

Às autoridades de saúde, sociedades de especialidades médicas, indústrias farmacêuticas, universidades médicas, ONGs, grupos privados que se interessam pela saúde etc.: sugiro a criação de um grande estudo científico que englobe um número expressivo de pessoas. Sugiro separá-los em grupos e observar em médio e longo prazo a evolução clínica de cada um.

Selecionaríamos, por exemplo, um grupo grande de pacientes portadores de diabetes tipo II. Metade desse grupo seria tratada de forma convencional, e a outra metade também com os medicamentos convencionais, associados a antioxidantes adequados e nas dosagens corretas, com controle de inflamações com uso de ômega 3, anti-inflamatórios naturais, equilíbrio dos minerais (sódio/potássio, cálcio/magnésio), modulação hormonal, otimização dos níveis de vitamina D, diminuição da resistência à insulina com cromo, vanádio, magnésio, fitoterápicos e orientação nutricional correta (conforme o capítulo 10 – "Nutrologia"). Além disso, faríamos uma detoxificação de substâncias estranhas ao organismo, que nos contaminam diariamente, como metais pesados, agrotóxicos, derivados de plásticos, excesso de ferro, entre outros. Observaríamos nos dois grupos, em médio e longo prazo, a evolução de problemas como a incidência de distúrbios circulatórios, levando a doenças do coração, acidentes vasculares cerebrais, claudicação intermitente de membros inferiores, amputações, cegueira, polineuropatias diabéticas e mortes. Ao final, ficaríamos perplexos com a diferença de resultados obtidos nas duas opções de tratamento: a convencional e a integrada!

O mesmo estudo poderia ser feito com um grande grupo de hipertensos. Uma parte seria tratada somente com as recomendações e medicações convencionais, e o outro grupo, além dos remédios de rotina, contaria com orientação nutrológica adequada associada a antioxidantes, controle da inflamação crônica silenciosa, modulação hormonal, suplementação de nutracêuticos para o aumento de produção de óxido nítrico, suplementação da vitamina D, correção dos níveis de magnésio intracelular, detoxificação, oxigenação por meio de atividade física, boa hidratação, nutracêuticos para proteção endotelial etc.

Então, observamos a evolução clínica, todas as complicações inerentes à hipertensão e à qualidade de vida dos dois grupos. Tenho absoluta convicção de que todos, pacientes, médicos, envolvidos e sociedade em geral, ficarão estarrecidos com os resultados decorrentes da associação da medicina integrativa! Tenho certeza de que a mesma pergunta ecoará aos quatro ventos: por que não pensamos em uma medicina integrativa há muito mais tempo? Mas as respostas serão diversas: conflito de interesses, ego, alienação etc. Citei somente dois exemplos de como o controle de "meia dúzia" de condições que colocam o organismo em equilíbrio bioquímico pode alterar o curso do aparecimento e da evolução das doenças. "Não existe um milhão de causas diferentes para um milhão de doenças diferentes."

Devido às dificuldades inerentes a se realizar um projeto como o descrito acima, na intenção de integrar várias ciências em prol da melhor qualidade de vida da população, há uns anos me ocorreu uma ideia: me encontrei com um grande amigo gastroenterologista, um médico convencional e renomado com uma mente bem flexível, e sugeri que, entre os inúmeros pacientes dele diagnosticados com síndrome do intestino irritável e algumas outras doenças inflamatórias intestinais, ele escolhesse um grupo com o qual tivesse mais afinidade, conversasse e pedisse autorização para que pudesse tratá-los utilizando, além das medicações comumente usadas para tais casos (por sinal, com efeitos colaterais terríveis em médio e longo prazo), também alguns nutracêuticos como a L-glutamina, antioxidantes, minerais, anti-inflamatórios naturais, otimização da vitamina D, otimização de probióticos e prebióticos. Solicitei que observasse e cuidasse também de intolerâncias alimentares e percebesse o que ocorreria em apenas três meses com a aplicação da medicina integrada nesse pequeno grupo de pacientes. A melhora desse grupo foi impressionante, comparado ao grupo de controle (que usava só as medicações), sendo que grande parte desses pacientes tratados de forma integrativa, além de grande melhora do estado geral e da sintomatologia, teve a utilização das suas drogas cortada pela metade ou até retirada. Esses resultados foram um divisor de águas na vida profissional desse colega. Essa sugestão poderia e deveria ser tentada por muitos colegas de outras especialidades e em várias patologias diferentes. Sei que isso requereria entusiasmo e muito boa vontade para poderem se tornar aptos à utilização da medicina integrativa, mas tenho certeza de que, com os resultados obtidos, todos se sentiriam motivados a buscar cada vez mais essa nova trajetória. Durante o decorrer desta obra, vocês entenderão passo a passo esse processo.

> PODERIA EXEMPLIFICAR PARA TODOS
> VOCÊS, EM TODAS AS ESPECIALIDADES
> E NAS MAIS DIVERSAS DOENÇAS,
> OS BENEFÍCIOS QUE OCORREM QUANDO
> SE DEIXA DE USAR APENAS UMA
> FERRAMENTA (DROGAS) E PASSA-SE
> A TRATAR AS CAUSAS, UTILIZANDO
> VÁRIAS CIÊNCIAS COMO
> A NUTROLOGIA CLÍNICA, A BIOQUÍMICA
> MÉDICA, A PRÁTICA ORTOMOLECULAR,
> À FITOTERAPIA, A BIOFÍSICA, A HOMEOPATIA,
> A HOMOTOXICOLOGIA, A MEDICINA
> TRADICIONAL CHINESA, COMPLEMENTANDO
> E INTEGRANDO TODOS OS TRATAMENTOS.

3. REFLEXÃO:

A MEDICINA COMO ESTÁ E COMO DEVERIA SER

A expectativa de vida aumentou, isso é fato! Com novas tecnologias em tratamentos, diagnósticos, saneamento básico e vacinação em massa, surgimento de antibióticos, novas técnicas cirúrgicas, transplantes, novas tecnologias para diagnósticos e terapias, o ser humano tem vivido por mais tempo. Dados divulgados pelo IBGE mostram que o Brasil vive a revolução da longevidade. Hoje a expectativa de vida da população é de 75,5 anos. Para se ter uma ideia, são trinta anos a mais que na década de 1940.

Ao mesmo tempo, a qualidade de vida diminuiu. Estamos vivendo mais tempo, porém apresentando mais doenças crônico-degenerativas, que causam dor, sofrimento, incapacidade física, mental e social, gerando mais custos e se tornando motivo de preocupação para nossos entes queridos e toda a sociedade. Viver mais tempo com qualidade de vida é o grande desafio.

Com o aumento do número de idosos, os mais jovens em idade produtiva não vão gerar recursos suficientes para a previdência dos mais velhos, que, em contrapartida, vão precisar cada vez mais desses recursos já escassos. Entramos em um desequilíbrio sem volta!

Nesse mundo competitivo, superpovoado, mal administrado pela ganância, com os recursos econômicos concentrados nas mãos de poucos, escassez de água, de fontes energéticas limpas, tudo se torna mais complicado para os jovens, que demoram bem mais tempo para se posicionar no mercado de trabalho. Nessa situação, precisariam de muito mais apoio dos pais, dos avós, em termos de orientação, atenção, para progredir, mas não terão, pois esses estarão doentes!

A MEDICINA QUE VOCÊ CONHECE HOJE

Checkups anuais sem critérios lógicos, em que exames desnecessários são solicitados e outros mais importantes não, simplesmente tratando dos sintomas ou alterações laboratoriais, quando aparecem, são cada vez mais comuns.

Vou dar um exemplo prático. Um jovem executivo entre 30 e 45 anos de idade chega a um consultório com uma pasta encadernada de exames que são solicitados periodicamente pela empresa em que trabalha. Não apresenta nenhuma queixa ou sintoma importante, talvez um sono sem muita qualidade, discreta diminuição de energia, ou alguns quilos a mais, quadro bem comum nos executivos sedentários.

– Se o colesterol estiver normal, mas apresentar histórico de doença cardiovascular na família, o médico prescreve uma estatina (remédio para colesterol); se o colesterol estiver alto, a mesma prescrição.
– Se a taxa de triglicérides estiver alta, receberá uma receita de um *fibrato*.
– Se apresentar aumento no ácido úrico, outra medicação.
– Pressão arterial elevada, mais uma droga.
– Glicemia alterada, receberá instruções para ingerir menos carboidratos e receita de outro medicamento.
– Caso a tireoide esteja hipofuncionante, vai iniciar o tratamento com hormônio tireoidiano.
– Se a testosterona apresentar diminuição, talvez nada seja prescrito ou, quem sabe, inicie uma reposição hormonal sintética!

Poderia escrever um livro inteiro só com esses exemplos. A reflexão que faço é a seguinte: como tudo isso poderia ser mais bem conduzido?

Em primeiro lugar, cada paciente é um ser bioquímica e emocionalmente único. Não seria mais eficaz que esse paciente fosse avaliado por um médico com uma visão integrativa, que o enxergasse como um todo? Que, depois de uma boa anamnese (entrevista) e exame físico, solicitasse os exames adequados a cada um? Esses exames complementares – é por isso que assim são chamados – servem para complementar uma hipótese clínica; assim, o médico poderia tomar as medidas adequadas. Hoje muitas vezes o que observamos são os exames e papéis sendo tratados, e não os pacientes!

Voltando a alguns exemplos anteriores, vou mostrar para você como sugiro a abordagem de cada caso.

– Colesterol alto não deve ser tratado com o uso de estatinas, drogas perigosíssimas, com pouco resultado na diminuição de incidência de doenças cardiovasculares nos últimos trinta anos – e pela ineficácia, com certeza em pouco tempo deixarão de existir. Já abordei esse tema no *Manual do proprietário*, há mais de oito anos, e ainda falarei mais um pouco neste livro. Outro dado importante nesse paciente hipotético seria observar a homocisteína, um marcador para risco de doença cardiovascular, exame importantíssimo e raramente solicitado, porque não existe um medicamento para normalizá-lo!

A medicina não pode ser realizada dessa forma com base em análises fracionadas. Para cada alteração, indica-se um medicamento e pronto! E se for necessário prescrever até dez remédios diferentes para o mesmo paciente? Se a tireoide está hipofuncionante, já se introduz o hormônio tireoidiano? Sem analisar como está a nutrição dessa glândula? Se há ou não selênio, zinco, iodo suficiente nesse organismo, se não está intoxicado com flúor, cloro e bromo para que ele possa produzir hormônios de maneira adequada? Verificou-se o cortisol desse paciente para saber se o hipotireoidismo foi causado por fadiga adrenal? E a testosterona? Basta suplementar e pronto? Ou é mais importante saber se o paciente está produzindo adequadamente esse hormônio ou se está sendo transformado em estradiol (hormônio de predominância feminina) e di-hidrotestosterona? Neste último caso, não adianta indicar mais testosterona, pois não apresentará resultado. Temos que intervir nessas transformações, pois, quanto mais testosterona suplementarmos, mais estrogênios serão gerados.

Estou apenas dando alguns exemplos. Não se preocupem com essa quantidade de informações técnicas. Durante a leitura desta obra, vocês facilmente vão compreender todas essas questões para poder dialogar com o seu médico. Agora só quero alertá-los de por que esse modelo de medicina não funciona.

Nós, médicos, perdemos a capacidade de ver o ser humano como um todo, passamos a compartimentalizá-lo e nos tornamos prescritores oficializados da indústria farmacêutica.

UMA VISÃO MAIS AMPLA:

TRATAR AS CAUSAS E EQUILIBRAR O ORGANISMO

Precisamos atuar nas causas. Assim, não apenas conseguiremos resolver os sintomas ou doenças em questão, como também equilibraremos toda a bioquímica, gerando benefícios para todo o organismo, mantendo o sistema modulado – e as doenças não encontrarão terreno para evoluir.

Quando tratamos um paciente com hipertensão, diabetes, obesidade, doença aterosclerótica, entre outras, além dos medicamentos necessários, utilizamos substâncias para controlar o estresse oxidativo. Desse modo, estamos controlando a oxidação em todo o organismo, e não somente aquela que está acometendo o órgão ou o sistema em questão. Essa é uma visão muito mais ampla.

O mesmo ocorre quando modulamos a inflamação como um todo. Hoje a ciência comprova que todas as doenças evoluem por meio da oxidação e da inflamação associadas. As complicações tardias do diabetes, como a destruição nervosa e das artérias, que levam a amputações, cegueira, insuficiência renal, infartos e derrame cerebral, são ocasionadas pelo estresse oxidativo, inflamação crônica silenciosa e glicação (caramelização das proteínas/destruição).

Então percebam: todas as doenças degenerativas têm aquela "meia dúzia de monstrinhos" que atuam e destroem nosso organismo e ao mesmo tempo criam outras doenças. Portanto, torna-se fundamental cuidarmos em conjunto dessas alterações, para se evitar a degeneração.

Infelizmente a medicina convencional não dá a devida atenção a isso, seja por desconhecimento, seja por acomodação para estudar, seja pela falta de interesse das instituições poderosas. Assim, continuamos a usar e abusar de medicamentos, um para cada sintoma que surgir, até aparecer uma nova doença e um novo medicamento para ela!

Caso bastante comum que observamos todos os dias na vivência clínica e com o qual vocês também devem estar familiarizados: paciente de 57 anos de idade, usando remédio para gastrite, para hipertensão, para diabetes e um anti-inflamatório para artrite. Ah, e um analgésico para as dores de cabeça. Esse paciente certamente nunca foi orientado quanto a mudanças de hábitos de vida, sobre o que comer ou beber para começar a equilibrar o organismo e sanar os problemas. Esse mesmo indivíduo também não tem consciência de que o medicamento para gastrite vai prejudicar a absorção dos nutrientes da dieta, responsáveis pela produção de hormônios, neurotransmissores e substâncias anti-inflamatórias naturais. Esse remédio, no médio prazo, provocará uma carência nutricional, tornando-o desnutrido e ainda mais doente.

Apesar de sentir-se melhor e mais feliz por livrar-se dos sintomas com o uso de anti-inflamatórios, não sabe que esse medicamento vai destruir sua permeabilidade intestinal, fazendo com que ele absorva o que não deveria e elimine por meio das fezes o que seria necessário. Percebem o tamanho do desequilíbrio? Assim, logo esse paciente usará um antidepressivo.

E o ciclo continua. Essa porção de drogas vai amenizando os sintomas e destruindo cada vez mais a saúde. Assim, serão necessárias outras "drogas" para tentar arrumar o estrago que a anterior causou. Uma bola de neve.

MOVIMENTO *CHOOSING WISELY*
(ESCOLHENDO SABIAMENTE)

Há cerca de três décadas, estamos assistindo sentados a este triste filme: a incidência das doenças aumentando, junto ao sofrimento humano, e tudo isso gerado pelos interesses econômicos dos investidores da indústria, que nada fazem para interromper esse tenebroso processo. Agora vocês entendem por que devem ter seu próprio manual do usuário?

Fico feliz em saber que tudo o que eu e uma minoria preconizamos há décadas vem tomando corpo, e, atualmente, cada vez mais colegas conseguem enxergar essa necessidade.

Um exemplo é o movimento *Choosing Wisely* (escolhendo sabiamente), encabeçado pelo também cardiologista britânico Aseem Malhotra. Ele acredita que o sistema de saúde ao redor do mundo está falido devido à corrupção e à má nutrição. Quanto à corrupção, o efeito é devastador e provavelmente a raiz da crise na saúde. É preciso menos influência da indústria farmacêutica nas pesquisas, mas pior ainda são aqueles com a responsabilidade sobre a integridade científica desses estudos médicos, revistas científicas, organizações que compactuaram com a indústria visando ganhos financeiros, gerando uma epidemia de falsas informações na medicina.

Seria importante uma maior troca de informações entre médicos e pacientes que tornasse possível o esclarecimento dos potenciais ganhos e danos da utilização dos tratamentos e intervenções. Assim, o paciente poderia perguntar ao médico: "Eu preciso realmente disso? O que acontece de eu deixar de realizar determinado tratamento? Existem outras opções?". Se todos fossem bem esclarecidos, isso faria com que os médicos pensassem um pouco mais em suas escolhas.

Esse movimento mostra algo interessante: quando o paciente tem todas as informações sobre determinado procedimento ou medicamento, a maioria escolhe por não o fazer! "Boa saúde raramente sai de um vidro de remédio." (Aseem Malhotra).

Essa frase vai ao encontro do que falo com vocês há anos, e por isso o faço.

Corroborando a questão da verdadeira prevenção e/ou cura, tratando as causas, quero compartilhar com vocês a visão desse iluminado médico, cientista e ser humano, o professor livre-docente José de Felippe Jr., e sua obra *Oncologia Médica, Fisiopatologia e Tratamento*, Editora Sarvier, 1ª edição, 2019. Nesse livro de mais de 1.100 páginas, Felippe Jr. discorre sobre o câncer e mostra mais de seiscentos casos clínicos de cura obtidos por ele por meio da medicina integrativa funcional. Considero obrigatório o estudo dessa obra, não só por todos os oncologistas, mas também por todos os clínicos do planeta, pois, do contrário, seria omissão e negligência médica.

Resumindo, Felippe Jr. cita as principais causas externas de câncer, como intoxicação/contaminação por metais tóxicos (chumbo, níquel, mercúrio, arsênio, cádmio, titânio, urânio...), excesso de ferro, cobre e flúor, agrotóxicos, pesticidas, tabaco, xenobióticos (POPs), radiações eletromagnéticas, radiações ionizantes, zonas geopatogênicas (doenças causadas por energias advindas do subsolo), infecções crônicas virais, bacterianas, fúngicas e por bactérias sem membrana ou pleomórficas.

Essas causas externas levam a condições internas como estresses metabólicos, oxidativos e inflamação crônica, desestruturando a água intracelular e fazendo com que a célula diminua sua produção energética. Então, nesse "momento de quase morte" ou extremo sofrimento, ela (célula) lança mão de tudo o que aprendeu durante a evolução e que está bem guardado no seu genoma para sobreviver. Desse modo, se prolifera, e assim está estabelecido o câncer.

Parece óbvio então que, em vez de tentar simplesmente eliminá-las com quimioterapia, radioterapia, cirurgia etc., deveríamos tratar todas essas agressões que geram sofrimento a essas células para que elas não se proliferem, possam voltar a sua atividade normal e morrer na hora certa e programada.

Felippe Jr. prega a unidade da medicina integrativa com a convencional.

Eu, particularmente, acredito que não só o câncer advém dessas agressões, como também que elas impactam fortemente todas as doenças crônico-degenerativas.

Há quase vinte anos criei a frase "não existe um milhão de causas para um milhão de doenças diferentes", pois todas as doenças têm causas – que eu chamo de "meia dúzia de monstrinhos" – que nossa medicina tradicional não se interessa em tratar. São essas que o professor citou, associadas a maus hábitos de vida, que levam à carência nutricional, desproporção nutricional dos próprios alimentos causadores de doenças, sobre os quais discorro neste manual, tais como desidratação crônica, desoxigenação crônica, inflamação crônica silenciosa, estresse oxidativo, toxicologia ambiental, desmodulação hormonal, inadequado funcionamento intestinal... São todos assuntos abordados aqui.

Seja qual for o diagnóstico, no tratamento devem ser sempre abordados e tratados todos esses fatores causais conjuntamente; só assim a prevenção e a cura podem ocorrer.

Este trabalho muito bem desenhado, sem conflitos de interesse, foi realizado por Morgan, Wardt e Barton em 2004. Foram avaliados 250 mil pacientes nos EUA e Austrália, portadores de 22 tipos de câncer (tumores sólidos dos mais frequentes). Essa pesquisa teve o propósito de avaliar quanto a quimioterapia utilizada em cada tratamento poderia aumentar a sobrevida dos pacientes após cinco anos. Pasmem com o resultado (apesar de todo o sofrimento dos efeitos colaterais e custo): o aumento de sobrevida média pela quimioterapia foi de 2,1% nos EUA e 2,3% na Austrália.

Ou seja, se você recebe um diagnóstico de melanoma, e sua expectativa de vida é de um ano sem quimioterapia, com ela você vai viver sete dias a mais, apesar de todo o sofrimento com o tratamento!

Já leu isso em algum jornal de grande circulação? Seu médico, quando lhe propõe iniciar o tratamento, lhe fala sobre isso?

4. PRECONCEITO:

IGNORÂNCIA E INTERESSES

Lutamos no mundo contra inúmeros preconceitos: raciais, de gênero, diferenças de idade entre o casal, pobreza, gostos pessoais ao se vestir, estilo do cabelo, tatuagens, entre outros. Esquecemos a essência de cada ser!

Na medicina acontece o mesmo. Muitos já devem ter ouvido: "Nossa, você foi a um médico com prática ortomolecular? Que absurdo! Você, no século 21, ainda acredita nesses charlatões? Eles vão acabar te intoxicando com tantas pílulas para tomar".

A todo momento, a imprensa divulga um trabalho extremamente mal elaborado cientificamente, concluindo que um nutracêutico (uma vitamina, um mineral, um eicosanoide [ômega 3], um aminoácido etc.) não traz nenhum benefício à saúde e, ao contrário, pode até piorar certas condições!

Um exemplo gritante foi recente estudo sugerindo que a suplementação com ômega 3 pode aumentar a incidência de câncer de próstata!

Recebi centenas de e-mails e ligações questionando: "Dr. Edmond, eu li uma matéria e fiquei preocupado, pois você prescreveu essa substância. Você tem certeza de que não tem risco em tomar?".

E eu respondo: "Quem patrocina e assina esse estudo? Quais critérios científicos foram adotados? Pensem, a quem interessa denegrir substâncias naturais necessárias ao nosso organismo, escassas em nossa alimentação atual e que ajudam, e muito, a nossa saúde? O uso dessas substâncias diminui a necessidade de usar drogas produzidas pela indústria que geram lucros altíssimos, além de inúmeros efeitos colaterais, que simultaneamente venderão mais drogas para controlá-los".

Toda semana recebo pacientes que me confessam: "Edmond, você sabe o quanto eu confio nesse tratamento, como minha vida mudou após iniciá-lo, mas estive no especialista a que vou periodicamente, e ele me advertiu que esse iodo que você me prescreveu vai destruir minha tireoide, ou esse hormônio transdérmico vai causar câncer...".

Faço votos de coração de que toda essa ignorância científica seja o mais breve possível revertida, para que finalmente todos, médicos ou não, possam receber informações corretas sobre saúde.

5. O QUE CHAMAMOS DE MEDICINA PREVENTIVA

Escutamos periodicamente chamados para campanhas de prevenção contra a hipertensão, diabetes, doenças cardiovasculares, câncer de mama, câncer de próstata, entre outras.

"Faça uma mamografia anual para a prevenção do câncer de mama a partir dos 40 anos de idade, vá ao urologista anualmente e dose o PSA, faça um toque retal para a prevenção do câncer de próstata." Vemos várias campanhas para a prevenção de diabetes e hipertensão arterial, nas quais verificam sua pressão arterial e a dosagem glicêmica. Se houver alteração, a orientação é procurar um médico para iniciar o tratamento. Não estou dizendo que essas ações não são importantes, afinal, sempre é melhor poder atuar sobre as doenças nas fases iniciais. Só estou afirmando que isso não é medicina preventiva. A doença já se instalou, então não estamos prevenindo, pois já aconteceu; estamos simplesmente fazendo detecção ou diagnóstico precoce para recrutarmos pessoas a serem submetidas a protocolos e diretrizes para tratamentos de doenças. O que isso significa? Remédios + remédios = efeitos colaterais = mais doenças + remédios + quimioterapia + cirurgias + radioterapia + efeitos colaterais + remédios! É um ciclo interminável, sem solução. O que prevenimos? Nada.

No decorrer desta obra, vocês compreenderão por que todas essas doenças ocorrem e vão aprender como evitar que apareçam. Vocês receberão "as diretrizes da saúde".

A IMPORTÂNCIA DA REAL MEDICINA PREVENTIVA

No final deste século, assistimos no Brasil a um verdadeiro *boom* na população de idosos. A faixa etária de 60 anos ou mais é a que mais cresce em termos proporcionais. Segundo projeções estatísticas da Organização Mundial de Saúde, entre 1950 e 2025 a população de idosos no país crescerá dezesseis vezes, contra cinco vezes da população total, o que nos colocará como a sexta maior população de idosos do mundo.

Os estudos populacionais demonstram que o aumento da sobrevida acarreta também a prevalência de doenças crônico-degenerativas (infartos do miocárdio, AVC, câncer, demências, doenças autoimunes, artroses, entre outras). O custo do tratamento desses pacientes também é o mais alto do sistema de saúde. Um detalhe assustador é que essas doenças têm uma incidência devastadora e estão acometendo precocemente cada vez mais pessoas. Há 35 anos, o infarto, o acidente vascular cerebral, a artrose, as demências, as doenças autoimunes, além de apresentarem menor incidência em relação à atualidade (levando em consideração a proporção da população em cada época), acometiam indivíduos numa faixa etária mais tardia. Eram raros os infartos ou artroses aos 30 anos de idade, mas hoje essa realidade é mais comum. Resumindo esse papo triste e real, para podermos trilhar caminhos mais emocionantes e animadores nos próximos capítulos, o que resulta desse cenário é que o custo da saúde com o envelhecimento da população, mais a elevação da incidência das doenças crônico-degenerativas, só vai aumentar, e esse é um fenômeno mundial. Apesar da evolução tecnológica, equipamentos para diagnósticos e novas drogas (se é que de fato estão sendo desenvolvidas), não conseguimos diminuir nem estacionar o surgimento alucinante dessas doenças. Então é óbvio que só não enxergam aqueles que não querem ver que de nada adianta o retorno de tributos antigos ou a criação de qualquer outra novidade para a área da saúde, pois serão desperdiçados com esses sistemas antifisiológico, antibiológico e antinatural que não funcionam! Essa situação vai acabar quebrando o planeta, não haverá mais recursos para serem utilizados em outras áreas como educação, transporte, segurança etc. Acredito que acontecerá uma metamorfose. Nós, médicos e pacientes que pensamos na causa, na verdadeira prevenção, deixaremos de ser "os alternativos" para obrigatoriamente passarmos a ser reconhecidos como a solução.

ADVERTÊNCIA

Caros leitores, tudo o que está contido nesta obra é proveniente da observação em minha prática clínica há mais de trinta anos, da análise exaustiva do melhor conteúdo da literatura médica clássica e complementar, somadas a centenas de cursos e congressos realizados no Brasil e no exterior, além de troca de experiências durante anos com colegas estudiosos e amantes da medicina como eu.

Este livro não tem o intuito de sugerir que o leitor tente se autodiagnosticar ou medicar. Portanto, nunca devem interromper seus tratamentos ou usar qualquer recurso aqui apresentado sem a orientação do seu médico.

O propósito desta obra é servir como fonte de informação e pesquisa mostrando outra visão sobre a origem das doenças, que são muitas vezes omitidas ou negligenciadas na prevenção e nos tratamentos ortodoxos, que deveriam ser associados aos tratamentos convencionais para um melhor resultado.

"Não existe um milhão de causas para um milhão de doenças diferentes." Há sempre alguns fatores envolvidos na sua gênese que não são cuidados pela nossa medicina convencional. Então, as doenças têm causas, sim, que continuam atuando e fazendo com que suas incidências só aumentem.

O propósito desta obra é promover mais saúde e qualidade de vida a todos, jamais ofender pessoas, profissionais, instituições ou indústrias.

Um aspecto raro, que vocês vão observar, é que resolvi inserir muitas referências e comentá-las no meio dos capítulos, para enfatizar alguns aspectos. Preferi não deixá-las para o final, pois tenho a impressão de que muitos, ao finalizarem a leitura do livro, não vão pesquisá-las.

6. A DÉCADA DO ENVELHECIMENTO SAUDÁVEL

"A Organização Mundial da Saúde pretende que esta década tenha como foco o envelhecimento saudável."

Como pretendem realizar essa tarefa? Utilizando cinco objetivos a serem seguidos, como apresentados na 14ª Conferência Global sobre o Envelhecimento, realizada em agosto de 2018, no Canadá.

Acredite se quiser:

1. Engajamento de todos os países com ações voltadas para o envelhecimento saudável da população.
2. Criação de ambientes "amigos do idoso" nas cidades.
3. Enquadramento dos sistemas de saúde para atender as necessidades dos mais velhos.
4. Desenvolvimento de serviços e cuidados de longo prazo (centros comunitários).
5. Aperfeiçoamento da medição e do monitoramento de dados a distância.

CHEGARAM A ESSA CONSTATAÇÃO DEVIDO AOS SEGUINTES FATORES:

1. Alto custo da medicina que cuida de doenças crônico-degenerativas (internações, tratamentos e cirurgias).

2. 60% dos trabalhadores acima de 48 anos são responsáveis por cuidar de um idoso na família, e isso atrapalha a produtividade deles.

Acham que os motivos são altruístas e com essas propostas vão conseguir? Obviamente que não, pois eles mais uma vez não exercerão a verdadeira prevenção. Deveriam:

– Orientar quanto à nutrição ideal, travando uma guerra contra a indústria alimentícia no tocante a sal, açúcares, gorduras *trans*, conservantes, farinhas refinadas e muitos outros.
– Incentivar uma alimentação com menor consumo de proteína animal, uma dieta mais baseada em vegetais, estimular a produção dos orgânicos, reavaliar testes toxicológicos em todos os agrotóxicos e banir os necessários. Sei que é uma tarefa hercúlea, mas é necessária.
– Encarar a indústria farmacêutica, observar e controlar os estudos de novas pseudodrogas, para não serem liberados resultados que só beneficiam a venda de drogas e não levam em conta a saúde.
– Estar atento às propagandas de medicamentos, coibindo o uso indiscriminado de remédios desnecessários que trazem prejuízos ao organismo, assim como campanhas contra a automedicação.
– Ensinar a população a se hidratar, oferecendo água de melhor qualidade, subsidiar filtros de osmose reversa e destiladores de água para a população.
– Incentivar a prática de atividade física, orientar quanto à oxigenação. Outro ótimo exemplo nesse sentido seria a implementação de outras formas de oxigenoterapia e ozonioterapia em todo o serviço de saúde pública.
– Valorizar a medicina preventiva, torná-la curricular em todas as escolas de medicina para que todos os futuros médicos tenham uma visão integrativa funcional do ser humano, sem que precisem prescrever uma droga tóxica para cada sinal ou sintoma! Eles

saberiam usar sabiamente as suplementações, respeitando a individualidade bioquímica de cada ser, controlando o estresse oxidativo, a inflamação crônica silenciosa, a desmodulação hormonal, entre outros problemas, prevenindo realmente as doenças crônico-degenerativas, várias delas abordadas neste livro.

– Orientar quanto à detoxificação com homeopáticos, saunas, suplementação com *alginato chlorella* pectina, N-acetilcisteína e outras quelações para metais tóxicos, inclusive biorressonância. Metais não tóxicos, como o ferro, em excesso também devem ser tratados.

– Ensinar os cidadãos a se protegerem de irradiações nocivas causadas por celulares e equipamentos eletrônicos, entre outros, usando chips antirradiação, obrigando os fabricantes a instalar esses dispositivos nos aparelhos antes de saírem da fábrica. Orientar as pessoas a isolar com papel-alumínio a parte de baixo do colchão e da cadeira onde trabalham o dia todo, ou sofá em que se sentam ou deitam por horas.

– Criar grupos de orientação para saúde emocional, ioga, meditação, palestras.

– Estimular os veículos de comunicação a divulgar periodicamente informações de conscientização dessas medidas preventivas, bem como campanhas de divulgação de programas úteis à saúde física e emocional.

É nítido que envelhecer de forma saudável não é uma questão de atitudes isoladas. É um conjunto de mudanças que vai nos levar a isso. Mas para tal é necessário muito arrojo para se peitar tantas instituições poderosas!

7. A MEDICINA DO FUTURO

Vou dividir este capítulo em duas partes. Primeiro, vou falar sobre a medicina intervencionista, que vai continuar evoluindo maravilhosamente, com cirurgias mais precisas, rápidas, causando mínimo sangramento e traumatizando menos tecidos subjacentes ao operado. Isso leva a pacientes com um pós-operatório mais tranquilo, alta precoce, com restabelecimento quase instantâneo comparado aos de hoje. Devido às novas técnicas, equipamentos e robôs, a maior parte das cirurgias não será feita a céu aberto, e sim realizada por incisões minimamente invasivas ou via percutânea, como já é feito hoje por meio de cateterismo e via endoscópica. Os equipamentos de imagem serão capazes de detectar ainda mais precocemente as doenças, portanto, as intervenções serão realizadas com os pacientes em fase inicial da doença e em melhores condições clínicas.

Cateteres mais desenvolvidos, capazes de chegar a qualquer ponto de obstrução das coronárias ou a qualquer outra artéria, liberando os *stents*, que, após algum tempo, serão reabsorvidos pelo organismo, não permanecendo eternamente no local, predispondo a reobstruções, liberam o fluxo de sangue novamente para o músculo cardíaco, evitando a morte deste (infarto do miocárdio).

As cirurgias de revascularização do miocárdio (abrir o tórax para colocar pontes de safena, mamárias...) tendem a desaparecer, assim como as obstruções em quaisquer outras artérias não necessitarão de cirurgias a céu aberto. Quem sabe outras amplitudes do *laser* ou qualquer outra frequência, que dissolverão cálculos biliares, cálculos renais, entre outros. Frequências diversas que possam implodir diversos tumores ou fazer a reabsorção de coágulos intracerebrais?

Bioengenharia genética, intervenção no genoma, alterando o curso de doenças genéticas, nanotecnologia com microrrobôs percorrendo nossa corrente sanguínea, diagnosticando e tratando doenças, medicina regenerativa criando órgãos do próprio paciente para transplante.

Poderíamos viajar nessa imaginação por várias páginas, mas sem dúvida, em poucas décadas, não chamaremos isso tudo de imaginação. Basta ver a que tínhamos acesso e como tratávamos os pacientes há cinquenta anos. Com o atual nível de conhecimento que associa a medicina à engenharia genética, à robótica e à informática, tudo isso que falei, e muito mais, é certo!

E como será a medicina ambulatorial que cuida das doenças agudas não cirúrgicas, as crônico-degenerativas, e que faz também a medicina preventiva?

Esse outro lado da medicina sofrerá transformações enormes; deixaremos de cuidar somente dos sintomas e atuaremos nas causas. Posso dizer que será a transformação da ciência médica de mecânica newtoniana em quântica einsteniana.

TUDO TEM UMA FREQUÊNCIA.
O UNIVERSO É FREQUENCIAL

Cada pensamento tem uma frequência, que gera uma emoção, que atua no seu cérebro de formas diferentes, aumentando ou diminuindo a produção de neurotransmissores e hormônios, e estes exercem efeitos diretos em cada uma de suas células (medicina – mente – corpo).

Cada elemento químico ou átomo tem uma frequência, que forma moléculas, que formam as diferentes células, cada uma com sua frequência. Essas células formam os órgãos, cada qual também com sua frequência própria. Cada órgão saudável tem sua frequência específica, e, quando acometido por qualquer patologia, terá outra frequência relativa a essa doença. Por exemplo, um fígado cirrótico tem uma frequência diferente de um fígado que apresenta um pequeno depósito de gordura (esteatose). Cada tipo de tumor tem uma frequência respectiva; cada fungo, bactéria ou vírus tem suas respectivas frequências.

A detecção será realizada por aparelho de biorressonância, que identificará qualquer frequência que esteja alterando o equilíbrio ou a homeostase daquele organismo, tal como fungos, vírus, bactérias ou qualquer outro parasita, metais pesados, irradiações (*wireless*, eletromagnéticas, elétricas, galvânicas, telúricas etc.), além de detectar tumores. Com esses dados em mãos, o tratamento será feito pela inversão dessas frequências nocivas. Mas como isso funciona? A resposta é simples e já existe desde a década de 1930. O médico e cientista americano Dr. Royal Raymond Rife, que em 1920, entre outras magníficas invenções, construiu o primeiro microscópio complexo capaz de ampliar objetos sessenta mil vezes em relação ao seu tamanho normal, provou que cada ser vivo tem sua oscilação individual (frequência).

Usando esse conhecimento e a lei da física que mostra que, quando se envia uma onda exatamente igual e invertida, o efeito final é a anulação de ambas, o Dr. Rife curou muitos casos de doenças crônico-degenerativas naquela época, até ser destruído pelos conflitos de interesse.

Exemplificando: um paciente com dor torácica, tosse, febre, entre outros sintomas, procura um serviço médico, é examinado e detectam-se alterações na ausculta pulmonar; o raio X de tórax mostra condensação em um campo pulmonar, diagnóstico de broncopneumonia. Nesse caso, a conduta rotineira é a introdução de antibiótico de amplo espectro, que mata tudo o que queremos e o que não queremos também, além de todos os seus efeitos colaterais.

Olhando um pouco à frente, faremos a detecção da frequência do germe, a inverteremos e prescreveremos o melhor tratamento, como fazemos com as técnicas da homeopatia, por exemplo. Outra possibilidade seria gravar a frequência do antibiótico necessário e administrar por transferência frequencial a energia dessa droga, sem a necessidade do uso dela em quantidades ponderais (sem efeitos colaterais, sem criar bactérias super-resistentes e sem contaminação ambiental, com custo baixo etc.).

Pesquise por transferência farmacológica frequencial.

Essa tecnologia poderia ser usada para qualquer outra droga química que não somente antibióticos.

Não necessitaríamos de enormes plantas industriais para a produção de quantidades de drogas químicas. Em pequenos centros, seria possível criar soluções frequenciais, farmacológicas ou não, para cuidar de um país inteiro. Vários estudos com esse propósito já foram realizados com animais e na agricultura com sucesso, além de com humanos.

Podemos, da mesma forma, enviar frequências de órgãos saudáveis para acelerar a recuperação dos órgãos doentes, mandando frequência inversa dos vários tumores para desativá-los.

Na medicina preventiva, podemos detoxificar as pessoas das substâncias que alteram sua saúde, retirar metais tóxicos, agrotóxicos, vários outros venenos cancerígenos, mandando as frequências inversas correspondentes, além de melhorar a absorção de nutrientes da dieta ou da suplementação.

Vou deixar um espaço para sua criatividade também, pois o importante é que reflita sobre a importância deste capítulo. Tudo o que abordei aqui já seria rotina hoje se os interesses de poderosos grupos industriais farmacêuticos não tivessem nos algemado os braços nos últimos quarenta ou cinquenta anos!

Mas não para por aí. E quanto às maravilhosas possibilidades que o conhecimento do genoma humano pode trazer? Saberemos mais sobre como ativar bons genes e desativar os maus, assim mudando o curso do desenvolvimento de doenças!

É imprescindível a utilização do genoma do microbioma humano, que indica uma cepa de probióticos (boas bactérias) para cada finalidade específica.

A medicina regenerativa, por meio das células-tronco, cria órgãos do próprio paciente com o auxílio de impressoras 3D, formando órgãos em laboratório que serão transplantados com perfeito funcionamento e por muito mais tempo. Não haveria a possibilidade de rejeição, não seria necessário bloquear o sistema imunológico do paciente abrindo as portas para que ele morresse por qualquer simples infecção ou câncer!

Saúde plena, custo baixo, menos sofrimento, mais produtividade! Parece um sonho?

Asseguro que, pela ineficiência atual no tratamento das doenças crônico-degenerativas e pelo alto custo que elas desempenham para todo o sistema, tudo o que falei será obrigatoriamente colocado em prática.

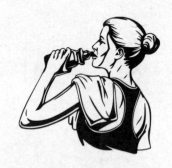

PARTE II | ABASTECENDO

8. ÁGUA:

DOIS OCEANOS

Você sabia que somos compostos por aproximadamente 75% de água? A desidratação crônica, leve a moderada, muitas vezes assintomática, não significa simplesmente a falta de abastecimento adequado desse nutriente. Esse estado prejudica todos os sistemas do organismo, e as consequências oscilam desde leves até ameaça à vida. Para regular todas as funções do organismo, necessitamos de água.

O sangue, responsável por levar oxigênio e nutrientes essenciais à vida a todas as células do organismo, assim como também por meio de suas células brancas, que são nosso exército de defesa (sistema imunológico), é composto em sua maior parte por água.

Nosso sistema linfático, que é fundamental para a eliminação de resíduos tóxicos, também é majoritariamente composto de água.

Portanto, a nutrição celular, a oxigenação tecidual, a defesa (sistema imunológico) e a limpeza, sem uma hidratação adequada, estão prejudicadas!

Desidratação + inflamação
= sinal de alerta ligado.

Assim, a desidratação produz inflamação generalizada, e essas duas condições juntas causam o desenvolvimento de inúmeras doenças crônicas, como alergias, asma, hipertensão, diabetes, obesidade, dores diversas, depressão, doenças autoimunes, câncer, doença cardiovascular (infarto do miocárdio e acidente vascular cerebral).

Quase sempre essas condições não são diagnosticadas como desidratação crônica, e são tratadas simplesmente com remédios. Essas drogas, além de todos os efeitos tóxicos e colaterais, não cuidam da causa, mas aliviam os sintomas e ainda desligam os sinais que o corpo emite para que nos hidratemos!

"ESTAMOS USANDO DROGAS QUANDO DEVERÍAMOS ESTAR INGERINDO ÁGUA!"

(Dr. F. Batmanghelidj)

A desidratação diminui a longevidade celular, e esse mecanismo participa na formação de doenças.

> Todo o sistema está prejudicado quando não fornecemos água adequadamente. E acredite: grande parte das pessoas está em desidratação crônica – e provavelmente você também!

COMO CHEGAMOS A ESSA CONDIÇÃO DE DESIDRATAÇÃO CRÔNICA SILENCIOSA?

"A fome muitas vezes é um sinal de desidratação; você está precisando não de alimento, e sim de água."

Atualmente contamos com inúmeras possibilidades mais saborosas do que ingerir água, e as pessoas também não têm grande prazer em bebê-la, portanto, fazem outras opções: substituem por refrigerantes, sucos industrializados, chás, cafés, bebidas alcoólicas...

Concordo que essas escolhas mais gostosas também contêm água, mas não hidratam; pelo contrário, desidratam ainda mais, pois contêm vários elementos desidratantes, como cafeína, álcool, excesso de açúcar, adoçantes artificiais, aditivos, conservantes, estabilizantes, excesso de sal refinado, além de inúmeras outras substâncias químicas.

Em relação aos alimentos, a maioria também faz outra opção desastrosa! Em vez de optar por alimentos ricos em água, como frutas (melão e melancia) e vegetais (como a alface, que tem 90% de água; tomate, com 92%; e todos os outros folhosos, que, além de água, são também ricos em fitoquímicos, que protegem contra inflamações, oxidação, cânceres etc.), escolhem alimentos industrializados, processados, refinados, pobres em água e nutrientes, cheios de substâncias químicas, que, além de desidratantes, também são tóxicas, como gordura *trans*, excesso de açúcar e sal refinado, comumente encontrados nos biscoitos, bolachas, massas, pães e doces.

Entende por que estão desidratados? A maioria das pessoas tem seu "acesso à água" baseado nessas escolhas!

Quantas queixas idênticas ouço periodicamente:

– Doutor, eu acho que estou retendo muito líquido. De um dia para outro, ou durante um fim de semana, ganho de um a três quilos de peso. Quando chega a próxima quinta ou sexta-feira, meu peso volta ao normal, e isso é rotina!

Então pergunto o que fazem de diferente nos finais de semana, e sempre ouço respostas semelhantes.

– Na sexta-feira saímos para jantar e, como é fim de semana, nos damos o direito de ficar mais à vontade. Vamos a um restaurante, iniciamos com uma entrada maravilhosa, diversos tipos de pães, patês, picles, embutidos... Como prato principal, uma bela massa acompanhada por uma carne, um bom vinho e, de sobremesa, um delicioso sorvete. Depois, vamos para casa, assistimos a um filme com mais algumas taças de vinho. Em certo momento, damos uma pausa na Netflix para comer pipoca... O sábado também é clássico, reunião da família, churrasco, cerveja, vinho... Domingo, a massa da nona, a sobremesa especial da sogra, refrigerantes, álcool...

Afinal, é fim de semana, e obviamente estão desidratados, cheios de calorias vazias em nutrientes e ricas em índice glicêmico; todos inchados, ganhando peso, se tornando diabéticos e hipertensos, e é mais ou menos assim que o mundo vem caminhando. Quem se identifica com essa rotina?

OS DOIS OCEANOS

Um oceano é a água contida dentro das células, e o outro, a água que se encontra fora das células.

"Desse perfeito equilíbrio depende a boa saúde."

Para esse equilíbrio, dependemos do suprimento adequado de água, de potássio (rico nos vegetais, frutas, que também contêm vitaminas e outros minerais essenciais à saúde) e sódio, que não encontramos facilmente nos alimentos. Por isso precisamos usar o sal, mas não estou falando do sal refinado de cozinha, que só tem cloreto e sódio, e sim do sal marinho integral, que, além do sódio, contém muitos outros minerais!

> **Água, sódio e potássio regulam o conteúdo de água dentro dos dois oceanos.**
>
> A própria quantidade "adequada" de água regula o conteúdo no interior das células, fazendo com que a água entre em todas as células que alcançar, para hidratar, participar das reações bioquímicas, limpar e extrair o produto tóxico do metabolismo.
>
> Quando a água entra na célula, o potássio ali contido é o responsável por contê-la lá dentro; como ocorre nos vegetais, o potássio mantém a consistência das frutas e vegetais, segurando a água dentro deles.
>
> O sódio segura a água fora da célula, regulando assim o volume desse outro oceano.
>
> Quando não bebemos água suficiente, o mecanismo natural de entrada dela nas células não funciona. Ela será injetada nas células vitais para manter o corpo em funcionamento.

> **Quando não bebemos água suficiente,
> ela tem que ser "injetada" em células vitais!**
>
> Quando esse mecanismo forçado de injeção de água na célula se torna a via principal para levar água para as células, precisamos cada vez de mais e mais pressão para injetar essa água, e esse é um dos mecanismos geradores da "hipertensão arterial sistêmica", ou pressão alta.
>
> Nosso corpo é projetado para que, na desidratação (falta de água), o oceano externo se expanda para dispormos de água extra, filtrada do sódio e injetada emergencialmente em células vitais! Isso acontece por meio de um comando cerebral aos rins, para que se aumente a retenção de sódio e água. Esse é um dos mecanismos que nos tornam inchados (edemaciados) quando não bebemos água suficiente!
>
> Acredite: hidrate-se bem e ficará cada vez mais elegante, saudável e com a pele elástica. E não inchado, como imagina.

> Vivendo anos sem beber água suficiente, as reservas de água intracelular diminuem, e isso compromete todas as funções celulares. Isso ocorre em todas as células do corpo. Todos os órgãos têm seus resíduos tóxicos aumentados por falta desse "solvente universal". Sempre que houver desidratação, teremos produtos de resíduos metabólicos retidos, causando sintomas das mais variadas doenças, e novos "remédios" serão utilizados, piorando cada vez mais a homeostase (equilíbrio) do sistema!

A ÁGUA E O CÉREBRO

O cérebro é o órgão que mais necessita de glicose para suas funções (ou seja, comandar o corpo todo). Essa glicose é carregada até ele pelo sangue. Se o volume sanguíneo é diminuído pela desidratação, menos glicose chega até o cérebro!

Portanto, todo o sistema nervoso central e periférico é altamente dependente de boa hidratação. Caso contrário, ocorrem dificuldade de memória, dor de cabeça, várias outras sensações dolorosas, falta de energia, fadiga crônica e diminuição da força muscular.

> A histamina é um neurotransmissor que aumenta com a desidratação. Isso gera alergias, asma e dor crônica. Então, o que fazemos? Usamos antialérgicos, analgésicos, em vez de bebermos água.

ÁGUA ALCALINA

Vou voltar a falar sobre isso, pois, após o lançamento do primeiro livro, *Manual do proprietário*, esse assunto gerou dúvidas.

– Doutor, por que as águas mais caras e famosas do mundo, vendidas em garrafas de vidro, importadas, são ácidas e têm o pH abaixo de 7?

– Doutor, tem alguns palestrantes dizendo que devemos tomar certa marca de água extremamente alcalina, com pH acima de 10. Devo comprar?

– Doutor, devo investir na compra de um filtro alcalinizante?

Para responder a todos vocês, primeiro quero que entendam o que é pH (potencial de hidrogênio): é a característica que uma substância tem de ser ácida ou alcalina.

Essa variação ocorre assim: de zero a 7, ácido; com 7, neutro; e de 7 a 14, alcalino.

O pH do nosso sangue varia de 7,35 a 7,45 (discretamente alcalino).

Mais à frente, você entenderá como se dá esse controle.

Então, respondo: se você tem uma dieta rica em vegetais, pobre em açúcar, com pouca proteína animal, sem farinha refinada, mantém a hidratação, não toma refrigerantes, álcool, sucos industrializados, você é uma pessoa que já está se abastecendo de alimentos alcalinos. Sendo assim, basta você beber água alcalina com pH entre 7 e 8,5.

Agora, se você faz tudo ao contrário, você está ácido, e a água mais alcalina pode ajudá-lo. Mesmo assim, reitero que é absolutamente necessário fazer mudanças no estilo de vida!

COMO FUNCIONA A BOMBA DE PRÓTONS

Esse mecanismo produz ácido clorídrico necessário à digestão, e bicarbonato de sódio, para manter o pH do sangue em seus valores normais.

Quando ingerimos alimentos alcalinos ou tomamos água alcalina, a bomba de prótons gera prótons para a luz do estômago (para fazer ácido clorídrico) e manda bicarbonato para a corrente sanguínea, estabilizando o pH sanguíneo.

Quando ingerimos líquidos ou alimentos ácidos, o contrário ocorre: a bomba de prótons produz e manda menos bicarbonato para a corrente sanguínea, e isso torna o sangue mais ácido.

Para compensar essa acidez, células ósseas (osteoclastos) liberam cálcio e magnésio dos ossos para equilibrar o pH sanguíneo, levando à diminuição da densidade óssea (osteopenia, osteoporose), à deposição de cálcio em lugares onde ele não deveria estar, calcificando e endurecendo vários tecidos, como artérias, levando à hipertensão, formação de placas ateromatosas (que causam infarto do miocárdio), acidente vascular cerebral, doença arterial periférica, calcificação de tendões, ligamentos, válvulas cardíacas etc.

A saída do magnésio de dentro das células para alcalinizar o sistema também causa bloqueios de centenas de reações bioquímicas intracelulares dependentes dele, levando, entre outras coisas, a arritmias e morte súbita!

> Lembra do quanto já alertei para ter cuidado com o uso crônico dos remédios para azia, refluxo, que são justamente bloqueadores dessa bomba de prótons – *ome, lanzo, panto, esome, prazóis*? Hoje sabemos que, quanto mais velhos somos, mais ácidos ficamos, e a diminuição do bicarbonato está associada ao envelhecimento.

Muitas outras questões são levantadas em relação à qualidade e às propriedades da água, como o poder de hidratação, a condutividade elétrica, a capacidade antioxidante...

A capacidade de hidratação está relacionada à quantidade de moléculas de água agrupadas; a molécula de água não fica isolada, fica normalmente em um grande número de moléculas juntas, e isso diminui seu poder de hidratação!

Quando ionizamos a água, as moléculas se agrupam em menor número e têm maior poder de hidratação! Para isso se utilizam ionizadores de água, que fazem as moléculas se agruparem em menor número, assim aumentando seu poder de hidratação. (Alguns purificadores de água já têm essa tecnologia incorporada.)

Um teste simples para saber se a água que você está consumindo tem boa capacidade de hidratação é colocar, por exemplo, um pouco de chá de erva-cidreira ou camomila em um copo d'água fria, aguardar três minutos e observar se alterou a cor, ou seja, virou chá; se isso acontecer, sua água tem boa capacidade de hidratação.

Em relação à capacidade antioxidante da água (doar elétrons e combater radicais livres), é necessário analisar o ORP (Potencial de Oxirredução); quanto mais negativo, melhor.

"Uma boa maneira de alcalinizar a água e ao mesmo tempo suplementar magnésio é colocar esse mineral na água que você vai beber."

Agora, a quantidade diária e a forma do magnésio utilizado só podem ser definidas individualmente por seu profissional de saúde!

Há anos criei uma fórmula com alguns minerais, incluindo o magnésio, e usei e prescrevi para muitos pacientes. Era uma cápsula a ser aberta e dissolvida em um litro de água por dia. Levei os resultados a uma indústria, mas não obtive apoio. Talvez tente novamente um dia.

> Não se preocupe tanto com todos os aspectos técnicos apresentados. O mais importante que precisa entender é que é absolutamente necessário, como medicina preventiva e para a recuperação da saúde, que ao menos tome água pura na quantidade certa, diariamente.
>
> Então não espere sentir sede, perceber os pés inchados, a boca seca, a falta de lágrimas, tontura ao levantar-se rápido ou estar com a urina concentrada de cor forte, para beber água.
>
> Beba constantemente durante o dia. Sua saúde agradece! Mas não pense que será fácil, você terá que criar um mecanismo que torne isso automático (um hábito)!
>
> Há muitos anos, criei o hábito, mesmo sem sede, de tomar um copo d'água entre uma consulta e outra, assim ficou fácil! Crie sua própria rotina, e boa sorte!

A QUALIDADE E A QUANTIDADE DE ÁGUA

Enfim, razões para se manter hidratado não faltam! Então, como proceder em relação à quantidade e qualidade da água? Recomendo a ingestão diária de 25 ml a 35 ml por quilo de peso, sendo que as pessoas que têm uma rotina de alta atividade física e aqueles que não se alimentam com uma quantidade considerável de vegetais ricos em água precisam de maior ingestão.

Quanto à qualidade, a resposta não é simples, em razão da diversidade de cenários e fatores que influenciam a qualidade da água nos contextos geográficos, políticos e econômicos dos estados brasileiros. Essas informações são importantes para que você possa fazer a melhor escolha sobre qual água utilizar ou qual tipo de tratamento individual adotar para melhorar a qualidade no ponto de uso.

A água que encontramos na natureza é composta não apenas por moléculas de água (H_2O), mas também por uma mistura de elementos que são incorporados ao longo do trajeto que ela percorre na natureza, como gases dissolvidos, compostos orgânicos, minerais (nem sempre os benéficos, também os tóxicos), micro-organismos e material particulado, como vários medicamentos, pesticidas, partículas de plástico etc.

O primeiro passo é conhecer a origem e o trajeto percorrido pela água que consumimos no Brasil. As principais fontes de abastecimento público são superficiais (rios, lagos e represas) e subterrâneas (aquíferos). Em ambos os casos, estão sujeitas à contaminação natural ou humana. Nem toda água proveniente de fontes naturais e protegidas é adequada para o consumo humano. Todavia, a preocupação com os poluentes causados pelo homem é cada vez maior, dado o crescente número e a quantidade de substâncias nocivas que são despejadas no meio ambiente a cada ano. Atualmente, existem cerca de oitenta mil compostos químicos fabricados, dos quais menos da metade foi submetida a testes toxicológicos básicos, e apenas 10% apresentam estudos mais detalhados (MELLO-DA-SILVA e FRUCHTENGARTEN, 2005).

Destes, apenas uma pequena fração (cerca de 1,5%) é monitorada para garantir a qualidade da água que consumimos (WILSON e SCHWARZMAN, 2009), segundo a portaria 2.914/11 da Anvisa e a resolução 274/05, para as águas minerais e bebidas processadas.

Muitos dos poluentes modernos (hormônios, anticoncepcionais, medicamentos diversos, substâncias ilícitas, plásticos, agrotóxicos etc.) não fazem parte da lista de compostos a serem monitorados. Assim, tem se verificado a presença deles na água tratada (MONTAGNER et al., 2014). Vários estudos associam o aumento da incidência de câncer e a redução da fertilidade a essa poluição (MONTUORI et al., 2008; RAHMAN; YANFUL; JASMIM, 2009).

> **Plástico na água**
>
> Pesquisa da Orb Media (organização jornalística sem fins lucrativos), sediada em Washington, dirigida pelo professor da Universidade de Nova York Sherri Mason, em 2017:
>
> Testes em mais de 250 garrafas de onze marcas líderes de venda, vindas de dezenove países dos cinco continentes, revelaram uma média de 10,4 partículas na faixa de cem *microns* por litro. Partículas menores foram encontradas em média de 314 por litro.
>
> Polipropileno, *nylon* e tereftalato de polietileno (PET) estavam em 93% das amostras! Microplásticos, partículas que medem menos de cinco milímetros, são encontrados nos oceanos, lagos, rios, ar, solo e no corpo humano.
>
> Foram também analisadas a água encanada de vários locais do planeta e as que chegam em garrafas plásticas e de vidro, e em todas se observou a contaminação por microplástico. Interessante foi observar que a água de garrafa mostrou o dobro de partículas de microplástico quando comparada à água encanada.
>
> Segundo o professor de toxicologia da Universidade Estadual da Carolina do Norte Scott Belcher: "Se a água de torneira for de boa qualidade, ela será sempre melhor que a engarrafada!".

A poluição não afeta da mesma maneira as águas de origem superficial e as subterrâneas. Vejam a seguir:

RESERVATÓRIOS SUPERFICIAIS

Esta é a principal fonte utilizada para abastecimento em larga escala no Brasil, por empresas estatais ou concessionárias. Os reservatórios estão sujeitos principalmente à poluição do ar e da superfície dos solos, lavados pelas chuvas, e pelo lançamento direto em cursos d'água, como esgoto sanitário, resíduo de mineração, efluentes industriais, agrotóxicos e fertilizantes oriundos da agricultura. Além disso, a presença de micro-organismos nessas águas é bastante elevada. Via de regra, a água captada desses reservatórios passa por um tratamento em quatro etapas: remoção de partículas suspensas, desinfecção com cloro para destruição de germes, correção do pH com cal para evitar corrosão na rede de distribuição, e fluoretação, para combater cáries dentais. Em alguns casos, também é adicionada uma etapa de aeração e filtragem com carvão ativado, para controle do sabor e odor.

Um estudo (STACKELBERG et al., 2004) demonstrou que, mesmo após o tratamento, foram detectadas na água concentrações de drogas ilícitas e lícitas, assim como seus metabólitos, compostos de fragrâncias, retardadores de chamas, microplásticos, compostos cosméticos e solventes.

O processo de desinfecção da água com cloro forma subprodutos nocivos à saúde, ao reagir com matéria orgânica, como os chamados trialometanos, como o clorofórmio, que é cancerígeno! A adição de flúor na água pode gerar inúmeros danos, como osteoporose, câncer ósseo etc. (*The Water We Drinking, The Drinking Waters Book*).

ÁGUA DE POÇOS DE ABASTECIMENTO

As águas subterrâneas passam por um processo de filtração natural no solo antes de serem captadas. O tempo de circulação da água subterrânea no aquífero e o tipo de rocha ou solo com o qual ela entra em contato determinam a concentração dos minerais e outros elementos em sua composição. Águas de circulação mais rasa e consequentemente menor tempo de trânsito têm menor potencial de mineralização e estão mais sujeitas à poluição. Uma das maiores preocupações com relação à água subterrânea é a contaminação. O tipo de contaminação que pode estar presente varia de acordo com as atividades no entorno e pode ser agravado pela forma como o poço é construído.

A contaminação de águas por fontes industriais é muito comum. Por esse motivo, é importante registrar o poço nos órgãos competentes e realizar o monitoramento da qualidade da água com a frequência indicada. Em alguns casos, a contaminação é de origem natural, proveniente de rochas e solos que podem apresentar excesso de ferro e manganês, que precisam ser retirados.

ÁGUA MINERAL E ENGARRAFADA

A classificação das águas minerais no Brasil é baseada em três fatores: a composição química, a presença de gases e a temperatura na fonte. Uma avaliação crítica do método de classificação de águas minerais no nosso país foi apresentada por Bertolo (2006), tendo ele concluído que praticamente toda a água subterrânea pode ser enquadrada como água mineral, mesmo aquelas que apresentam indícios de poluição, caso estejam dentro dos limites de potabilidade.

Portanto, a ideia de que as águas minerais são um produto puro e que faz bem à saúde nem sempre é verdadeira. As águas minerais engarrafadas não passam por nenhum processo de tratamento, adição de desinfetantes ou flúor. Suas propriedades são conferidas pela interação da água com as rochas e o solo. A qualidade da água depende, portanto, das características do aquífero explorado, da construção do sistema de captação, proteção das áreas de entorno e higiene no processo de envasamento e das embalagens. As empresas produtoras fazem análises periódicas e reportam os resultados à vigilância sanitária. Nos rótulos são apresentados os valores nutricionais e parâmetros físico-químicos da fonte. Dada a diversidade de opções que podemos encontrar nas prateleiras dos supermercados, é preciso saber avaliar qual a água de melhor qualidade para consumo.

PRINCIPAIS ASPECTOS A SEREM CONSIDERADOS NA ESCOLHA DA ÁGUA MINERAL:

– **pH:** é um parâmetro importante, e precisa ser mantido em torno de 7,4 (igual ao pH sanguíneo) para um bom funcionamento dos processos bioquímicos do corpo (KELLUM, 2000; SCHWALFENBERG, 2012). Em função de inúmeros estudos, particularmente sugiro uma água alcalina.

– **Nitrato:** em concentrações acima de três miligramas por litro, sugere poluição por esgotos e fertilizantes. Elevadas concentrações de nitrato, maior que nove miligramas por litro, e de cloreto maior que um miligrama por litro, são fortes indícios de poluição por esgoto. A associação de uma água mineral com esse tipo de poluição traz desconfiança sobre a presença de poluentes persistentes, como hormônios, plásticos e várias outras substâncias de uso frequente.

– **Fluoreto:** em concentrações acima de um miligrama por litro, é tóxico e causador de inúmeras doenças, entre elas a fluorose óssea e o câncer ósseo.

– **Sódio:** em concentrações maiores que cem miligramas por litro, não é indicado.

Demais minerais benéficos à saúde presentes na água, como magnésio, cálcio e potássio, não são determinantes para a escolha, uma vez que a principal fonte desses nutrientes provém de alimentação adequada, com frutas e vegetais. Portanto, maior atenção deve ser dada à ausência de substâncias nocivas. Um dos principais pontos de discussão atualmente sobre a qualidade da água mineral está relacionado ao seu acondicionamento e transporte em recipientes plásticos, geralmente o PET (polietileno tereftalato). Vários estudos mostraram a liberação de fenóis e ftalatos dessas embalagens, e essas substâncias atuam como falso hormônio em nosso organismo. Foi comprovado também que o PET, em contato com a água, libera antimônio, um mineral tóxico ao homem.

"Uma forma de minimizar os efeitos nocivos dos plásticos é escolher a água com a data de fabricação mais recente possível, reduzindo assim o tempo de contato com o plástico. Além disso, fontes localizadas mais próximas ao local de consumo resultam em menor permanência no transporte e sob exposição solar."

Para os recipientes retornáveis, os galões de dez e vinte litros, há também a preocupação com a higienização e esterilização. O manuseio e o acondicionamento dessas embalagens variam de acordo com o consumidor final e o distribuidor. Apesar de ser uma forma de reduzir o consumo de embalagem, evitar o desperdício e a destruição da natureza, se o processo de limpeza não for bem realizado, pode ocorrer a contaminação da água por agentes patogênicos, sem falar que as próprias embalagens plásticas, após serem abertas, favorecem o crescimento de germes.

ALGUMAS DICAS SIMPLES QUE PODEM AJUDAR NA MELHORIA DA QUALIDADE DA ÁGUA QUE VOCÊ CONSOME

Quando a água da rede pública adentra uma residência ou qualquer outro estabelecimento, fica armazenada em caixas d'água. Esse é um ponto crítico, pois pode ocorrer a recontaminação por agentes microbiológicos e novamente a formação de trihalometanos, caso a água tenha cloro residual e haja presença de matéria orgânica nesses reservatórios. Daí a importância de se manter sempre limpa e bem fechada a caixa d'água. Já na hora do uso, algumas medidas simples podem ser úteis:

– **Flushing:** abrir a torneira e aguardar trinta segundos a água corrente antes de usá-la para beber ou cozinhar. Dessa forma, poluentes presentes na tubulação e registro que se acumulam na água parada são descartados. Para evitar o desperdício, essa água pode ser coletada para descarga ou limpeza.

– **Aeração:** os poluentes orgânicos voláteis (que evaporam), como o clorofórmio e o cloro, podem ser removidos da água pela simples agitação ou aeramento. Deixar a água exposta em um recipiente aberto, agitá-la em um liquidificador ou uma bomba de ar por alguns minutos apresenta bons resultados.

– **Ferver a água por dez minutos:** excelente procedimento para desinfecção, além de remover os compostos que evaporam. Esse é um processo fácil de se adotar em viagens e situações em que se desconfie da qualidade da água.

Apesar de as medidas acima melhorarem a qualidade da água, o ideal é que sejam utilizados sistemas de purificação adequados à fonte utilizada.

As características da água que chega a nossa torneira variam dependendo de sua origem. Portanto, se você procura pelo melhor tratamento e purificação para o seu propósito, vale a pena investir em um projeto feito por um profissional da área, que vai desenvolver diferentes estratégias para cada necessidade.

Apesar de existirem vários sistemas de purificação de água, vou sugerir as duas técnicas que considero mais eficazes, ao menos para a água de beber e cozinhar.

Destiladores

Esse tipo de purificador é um dos mais eficientes na remoção de contaminantes, micro-organismos e minerais, pelo processo de evaporação e condensação da água. Esse sistema remove tudo o que há de bom ou ruim na água. A única classe de contaminantes que esse sistema não remove com tanta eficiência são os compostos orgânicos voláteis, que são evaporados e condensados junto com a água, como o cloro e o clorofórmio. Para otimizar o resultado, após destilada, a água pode passar por um processo simples de filtração por carbono ativado, ou aeração novamente.

Osmose reversa

A eficiência desses equipamentos na remoção de minerais e contaminantes orgânicos varia de 80% a 98%. Apesar de muito eficiente, sua manutenção adequada é fundamental para que não ocorra a saturação das membranas, principalmente pela formação de biofilmes de microorganismos que podem causar a infecção da água. Apesar de esse sistema reter micro-organismos, às vezes pode ser recomendado, após a osmose reversa, um método de desinfecção, como ultravioleta ou ozônio. Em geral, a osmose reversa, associada à água da rede pública, apresenta bons resultados de purificação, pois nesse caso essa água já vem com cloro para matar micro-organismos (*The Drinking Water Book*, Colin Ingram).

Agora que vocês já são detentores de tantas informações para obter uma água pura, faz-se necessário conhecer um pouco sobre a energização e ativação dessa água, como acontece quando ela corre livre pela natureza, entre as pedras dos rios e cachoeiras, deslizando solta pelo solo, recebendo informações vibracionais, vitalizantes, e energia solar – ao contrário do que ocorre quando está estagnada ou sendo impulsionada por meio dos encanamentos.

Vocês se recordam do maravilhoso trabalho do já falecido cientista japonês Masaru Emoto e os cristais da água energizados com preces, agradecimentos e sentimentos altruístas? Se não conhecem, pesquisem a respeito. Andreas Schulz segue o mesmo caminho de pesquisas em laboratórios europeus e mostra isso no fantástico livro *Water Crystals: Making The Quality of Water Visible* (Cristais de água: tornando a qualidade da água visível).

COMO OBTER ESSA ATIVAÇÃO
E ESTRUTURAÇÃO DA ÁGUA

Pesquise por água estruturada para entender melhor. Você vai encontrar vários dispositivos, magnetos, vidros, entre outros, que podem realizar essa função.

Observação: para estruturar a água já existente no organismo, para uma melhor utilização bioquímica, dois métodos são eficientes: caminhar descalço sobre a areia, terra ou grama, para receber elétrons do planeta, assim como a exposição solar, rica em raios cósmicos, e sauna de infravermelho. Mesmo assim, siga algumas dicas práticas para realizar essa estruturação da água que vai beber ou usar para cozinhar:

– Deixar a água utilizada para beber e cozinhar exposta alguns minutos ao sol.
– Colocar uma pitadinha de sal marinho, cerca de alguns miligramas por litro de água.
– Separar um recipiente, como um escorredor de macarrão, e encher de bolinhas de vidro, fazendo com que a água já tratada corra entre as bolas de gude, simulando a passagem pela natureza, antes de ir para um recipiente final. Pôr a água em uma jarra circular e mexer com uma colher, para criar um vórtice.

A água estruturada tem uma estrutura química diferente da estrutura da água encanada. Ela tem uma nova ligação de hidrogênio que a transforma em H_3O, o que traz inúmeros benefícios à biologia.

Poderíamos chamá-la de água em sua quarta fase. Na Universidade de Washington, o biofísico Dr. Gerald Pollack vem estudando esse fenômeno há bastante tempo e escreveu um livro fantástico a esse respeito: *"The Fourth Phase of Water"*.

E, por fim, que tal irradiar um sentimento de gratidão pela natureza, pela água, para energizá-la e transformá-la em lindos cristais geométricos, como mostra Masaru Emoto em seu livro?

9. OXIGÊNIO:

A ORIGEM E A FONTE DA VIDA

Respirar parece algo tão simples e automático. Mas será que sua oxigenação está eficiente? O que esse fator pode desencadear no funcionamento do seu corpo e na manutenção da sua saúde?

Resolvi escrever este capítulo pois observo que as pessoas que mantêm uma melhor capacidade respiratória têm mais disposição, qualidade de vida e muito menor incidência de doenças!

Poucas são as pessoas que dão importância a esse aspecto fundamental à vida. Na juventude, com a prática de atividades físicas, conseguimos manter uma boa oxigenação e otimizar nossa função mitocondrial, que é gerar energia para todo o sistema funcionar.

À medida que envelhecemos, perdemos gradualmente essa capacidade (hipoxia funcional), e o nosso organismo se torna menos oxigenado e mais ácido, predispondo o aparecimento das doenças mais diversas.

Outro fato importante que peço que levem em consideração é a quantidade de oxigênio que hoje está disponível na atmosfera, comparada à que existia há cem anos, antes do desenvolvimento industrial, que gerou toda essa poluição atual!

A boa oxigenação é fundamental para a manutenção e o funcionamento da nossa máquina, por isso, quando nós, médicos, fazemos uma intervenção em um paciente grave, a primeira atitude a ser tomada é liberar as vias aéreas e restabelecer a saturação de oxigênio por meio de um cateter de oxigênio, máscara ou entubação traqueal.

Vou mostrar a você, de modo prático, nos próximos parágrafos, como manter a boa saturação de oxigênio, e comentar técnicas para que isso ocorra de forma eficiente, pois pretendo simplesmente passar esse importante conhecimento para que todos possam prolongar e manter a qualidade de vida.

Sedentarismo em números

Estudo publicado na revista *Lancet* em julho de 2012 mostra que o sedentarismo mata tanto quanto o cigarro! Segundo esse mesmo estudo, o Brasil tem 47% dos homens e 51% das mulheres nessa condição (sedentários).

Caminhada e corrida reduzem o risco de morte por câncer cerebral

Um estudo foi realizado pela *National Runners and Walkers Health Studies* com 111.266 corredores e 42.136 caminhantes. Esses participantes foram acompanhados por doze anos, e, ao longo desse período, foram registradas 110 mortes por câncer cerebral. Assim, o estudo concluiu uma diminuição de 41% de casos de morte cerebral para os pacientes que se exercitam (*Willians PT Med Sci Sports Exerc.* Outubro, 2013).

Atividade física protege contra câncer de mama e colorretal

Sessenta minutos de atividade aeróbica ao dia, como caminhadas, diminuem os níveis de insulina, inflamação crônica silenciosa, e aumentam a imunidade (*American Institute For Cancer Research Dc. Aicr*, 2007, p. 39).

Câncer e atividade física

Estudo acompanhou 71.654 pessoas durante dezesseis anos. Foram registradas 2.002 mortes por câncer. O grupo que realizou atividade física intensa apresentou 45% menos risco de mortalidade por câncer! (*Ann Oncol:* 9 julho, 2014 – *D. Schimid; M.F. Leitzmann*).

Atividade física e aumento da expectativa de vida

Estudo feito pela Universidade de Harvard em parceria com o Instituto Nacional de Saúde dos Estados Unidos indicou que praticar alguma atividade física como caminhar ou pedalar aumenta a expectativa de vida, independentemente da intensidade do exercício e do peso do indivíduo. Os pesquisadores levantaram dados de seis estudos diferentes. Ao todo, eles analisaram mais de 650 mil participantes de 21 a 90 anos, sendo a maioria acima de 40 anos. Os autores descobriram que o nível mínimo de atividade para aumentar a longevidade é o acréscimo de 75 minutos de caminhada rápida (ou outra atividade moderada) por semana – o que significa apenas dez minutos diários. Essa atividade acrescenta 1,8 ano à expectativa de vida de uma pessoa acima dos 40 anos, na comparação com um sedentário. Se esse mesmo exercício for realizado 150 minutos por semana, eleva em 3,4 anos a longevidade da pessoa, e se praticado durante 450 minutos por semana, esse aumento chega a 4,5 anos de vida (estudo divulgado na revista *PLOS Medicine*).

Depois de tantos dados e comprovações importantes, imagino já ter conquistado o seu interesse pelo assunto. Tenho certeza de que se sentiu motivado a sair do sedentarismo. Agora, vamos à prática!

"Ora guepardo, ora tartaruga se vai mais longe."

TIAI – TREINAMENTO INTERVALADO
DE ALTA INTENSIDADE

O atleta tcheco Emil Zatopek, que adotava esse treinamento, foi o único na história a vencer as provas dos cinco mil metros, dos dez mil metros e a maratona na mesma Olimpíada, em Helsinque, em 1952.

Esse treinamento, ao contrário do tradicional andar no mesmo passo, correr ou nadar na mesma velocidade (TCMI – treinamento contínuo de moderada intensidade), se caracteriza por alternância no ritmo.

Apesar da denominação "alta intensidade", isso será relativo para cada pessoa, isto é, não significa que você tenha que dar um pique enorme.

Vou exemplificar: imagine um octogenário, ou, para ser ainda mais enfático, um transplantado cardíaco. Em ambos os casos, o fato de andar a uma velocidade de 1,8 a 2 quilômetros/hora na esteira pode corresponder à máxima intensidade, enquanto para um jovem atleta a máxima intensidade pode ocorrer correndo a 12 quilômetros/hora ou mais.

Vários estudos clínicos realizados na última década mostram vantagens do TIAI sobre o TCMI e foram avaliados por meio de análises ventilatórias, marcadores bioquímicos em análises sanguíneas, perda de massa gorda e qualidade de vida. Foram avaliados e comparados, em relação aos dois tipos de treinamento, grupos de pessoas saudáveis, grupos de diabéticos, de hipertensos, coronariopatas, com insuficiência cardíaca e até grupos de transplantados cardíacos. Em todos os grupos, o TIAI levou vantagem.

Vamos ao treino!

Antes de iniciar os treinamentos, sugiro a todas as pessoas dois exames muito simples: o teste ergométrico e o ecocardiograma, para uma avaliação cardiológica prévia. Estando tudo perfeito para iniciar, mãos à obra!

Você vai criar seu plano de treino. Se estiver muito fora de forma, enferrujado ou obeso, comece levemente, para poupar seus joelhos e tornozelos.

Exemplo: ande por três minutos num passo bom para você; após esses três minutos, ande mais rápido ou trote por dois minutos; repita essa série de andar e trotar mais três vezes – isso vai totalizar vinte minutos.

Com o passar das semanas, você vai começar a sentir o exercício muito fácil, então aumente mais uma série de caminhada e trote, totalizando 25 minutos.

Quando sentir que essa fase de treino está tranquila, aumente a intensidade das caminhadas e dos trotes. Se conseguir, pode aumentar o tempo de trote ou trocar pelo mesmo tempo de corrida. Lembre-se de que um treinamento como esse, de trinta minutos diários, é mais eficiente para sua saúde comparado a uma caminhada de velocidade contínua ou corrida de cinquenta minutos!

Para fazer o TIAI com segurança, você precisa aprender a controlar sua frequência cardíaca, seus batimentos por minuto.

Quando você estiver andando, ou seja, na fase de recuperação, sua frequência cardíaca deve estar em 65% da sua frequência de pico, e quando estiver em fase de alta intensidade (trotando ou correndo), sua frequência cardíaca não deve exceder 90% da sua frequência de pico. Então, como calcular a frequência cardíaca (seus batimentos cardíacos) nas duas fases?

A frequência cardíaca de pico você calcula da seguinte forma: 220 menos a sua idade. Se você tem 50 anos, por exemplo, 220 - 50 = 170 batimentos por minuto (bpm). Essa será a sua frequência de pico!

Então, na fase de recuperação, caminhando, quanto seria o ideal? Seria 65% de 170 bpm, ou 110 bpm; e na fase de alta intensidade (trotando ou correndo), 90% de 170 bpm, ou 153 bpm.

Para facilitar, você pode usar um Polar para controlar seus batimentos enquanto treina: é simples e barato. Mas se, apesar dessas orientações, você se sentir inseguro para iniciar as atividades, veja o que mostro a seguir. Se achar confuso, o ideal é pedir instruções a um orientador físico.

Segurança para treinar

Observe as evidências a seguir e como os resultados são fantásticos: pacientes isquêmicos classificados como "inabordáveis" são aquelas pessoas portadoras de severas obstruções nas coronárias (artérias que irrigam o músculo cardíaco) e nas quais já foram realizados todos os procedimentos intervencionistas possíveis, como cirurgia de revascularização miocárdia (as conhecidas pontes de safena), de artérias mamárias, ou angioplastias com colocação de *stents* (desobstrução das coronárias ocluídas ou semioclusas e implante de um dispositivo para mantê-las abertas, realizado por meio do cateterismo).

Além disso, a esses pacientes nada mais resta a não ser o tratamento com medicamentos para melhorar a qualidade de vida, aumentando sua capacidade para realizar os afazeres diários, auxiliando na redução da dor (angina por falta de oxigenação do músculo cardíaco) e prolongando suas vidas no que for possível!

Esses mesmos pacientes, quando encaminhados aos centros de reabilitação cardíaca, por questão de segurança, só tinham uma opção: treinar em uma frequência cardíaca 10% abaixo da frequência que desencadeasse o sintoma de angina (dor no peito) ou que originasse alterações eletrocardiográficas de isquemia (falta de oxigenação no músculo cardíaco).

Mas e os pacientes inabordáveis que já estão medicados com tudo o que é possível e com o melhor ajuste nas doses e, mesmo assim, sentem dor no peito ao mínimo esforço e apresentam alterações eletrocardiográficas com cargas muito baixas de exercício? O que fazer com esse grupo de pacientes?

Ou treinam na zona de isquemia ou não treinam!

Até então, a opção era pelo não treinamento, mas, na última década, um grande estudo foi realizado no Canadá com pacientes nessas condições.

Um grupo foi submetido à atividade física intervalada (mesmo estando no limiar isquêmico, quando sentiram angina e apresentavam alterações eletrocardiográficas de isquemia). Foram colocados em bicicletas ergométricas, pedalando rapidamente por quinze segundos, alternando com quinze segundos lentamente (fase de recuperação), e assim se repetiram várias séries. O que não se esperava é que, na sequência do treinamento, após várias repetições, as dores diminuíam e as alterações eletrocardiográficas melhoravam, e em alguns casos até desapareciam! Conclusão: para os pacientes nessas condições de limiar isquêmico baixo, inabordáveis aos tratamentos invasivos e sendo tratados com tudo o que existe de possível em medicamentos, treinar, mesmo nessas condições, além de seguro, é benéfico e a única alternativa!

> NÃO SE ESQUEÇA, EXERCITE-SE SEMPRE SOB A SUPERVISÃO DO SEU CARDIOLOGISTA. MESMO ASSIM, FICO FELIZ EM SABER QUE VOCÊ AGORA JÁ TEM ESSE CONHECIMENTO, AO MENOS PARA PESQUISAR E ARGUMENTAR.
>
> Agora vou abordar outras possibilidades para associação com a atividade física, com o objetivo de melhorar a oxigenação.

"O peixe fora d'água morre mesmo dispondo de oxigênio na atmosfera. A questão é que ele não consegue utilizá-lo."

OXIGENOTERAPIA DE VON ARDENNE OU OXIGENOTERAPIA MULTIFÁSICA

Oxigen MultistepTherapy (OMT)

Manfred von Ardenne, físico alemão, participou do desenvolvimento da bomba atômica na Segunda Guerra Mundial, na União Soviética. Quando voltou à Alemanha, inspirou-se nas pesquisas do Dr. Warburg, cientista alemão que ganhou o Prêmio Nobel em 1931 por suas pesquisas ligadas ao câncer e à oxigenação. Montou seu laboratório em Dresden, na Alemanha, e desenvolveu esta técnica de oxigenoterapia que vou explicar a você.

Mas antes de comentar sobre em que consiste essa técnica e suas indicações, vou passar algumas noções de oxigenoterapia e de utilização do oxigênio.

O termo "deficiência de oxigênio" pode ser definido pela diminuição do aporte de oxigênio aos tecidos ou pelo crítico aumento das necessidades de oxigênio pelos tecidos, ou pela combinação de ambos.

Vejamos o exemplo de um jovem: com a pressão de oxigênio na atmosfera ao nível do mar sendo de 150 mmHg (milímetro de mercúrio), à medida que chega aos alvéolos pulmonares essa pressão cai para algo em torno de 110 mmHg; quando é ejetado através da circulação arterial e chega aos capilares (porção mais fina dos vasos), liberando oxigênio para todas as células no caminho, está com uma pressão aproximada de 100 mmHg.

Já em um idoso, essa pressão nos trajetos finais está em torno de 70 mmHg. Está saturado de oxigênio, porém, não tem pressão adequada para transferir esse oxigênio para as células, causando um déficit nessa transferência e na utilização do oxigênio pelas células! Esse fenômeno é importantíssimo desencadeador de doenças na velhice, no sedentário, no fumante etc.

Essa terapia tem a finalidade de melhorar a absorção e a utilização do oxigênio nos tecidos do organismo.

Como é feita a OMT

Consiste na aplicação de uma dose constante de oxigênio medicinal por meio de uma máscara associada à atividade física em uma esteira ou bicicleta ergométrica.

A dosagem do oxigênio e a intensidade da atividade física são individualizadas para cada paciente, e normalmente se indicam vinte sessões seguidas, e, após esse período, uma manutenção semanal, depois quinzenal ou até mensal.

Os resultados são mantidos por longos períodos e são excelentes como coadjuvantes de outras terapias nas seguintes condições:

– Melhora da cognição (memória);
– Aumento da imunidade;
– Melhora no quadro de degeneração macular da retina;
– Melhora das crises de angina (dor no peito);
– Aumento da energia sistêmica;
– Melhora dos pacientes asmáticos;

– Benefícios para os pacientes enfisematosos;
– Aceleramento da reabilitação de doenças graves como infartos, acidente vascular cerebral, infecções, intoxicações (pois melhora o sistema de detoxificação hepática), entre várias outras indicações.

SIMPLES, NÃO? AGORA VOCÊ JÁ SABE QUE A BOA OXIGENAÇÃO É ESSENCIAL A TODO O BOM FUNCIONAMENTO DESSA MÁQUINA.

> Essa terapia já existe há mais de cinquenta anos, e algumas modificações e aperfeiçoamentos foram realizados na última década para potencializar ainda mais os efeitos benéficos. Agora, utilizam-se junto à terapia suplementos como o magnésio e as vitaminas do complexo B, e em alguns casos medicamentos cardiológicos, para aumentar sua eficiência antes das sessões.

"Tão simples que poderia ser realizado na própria residência." Uma pena, não é?

OZONIOTERAPIA

Quero passar a você algumas noções sobre essa importantíssima ferramenta em uso no mundo há quase um século e, aqui em nosso país, há pelo menos quarenta anos. Apesar de não aprovada pelo Conselho Federal de Medicina, existe um projeto de lei tramitando no Congresso para liberar o seu uso, que já foi aprovado na odontologia.

Sua utilização e benefícios são reconhecidos em vários países como Alemanha, Canadá, França, Itália, Hungria, Japão, Israel, Rússia, México,

Polônia, além de diversos estados americanos, como Alasca, Califórnia, Nova York, Texas e Washington.

Se procurarmos por publicações científicas, existem mais de quinhentos mil artigos falando sobre os benefícios e a segurança no uso dessa importante terapia.

Existem várias vias para a aplicação da ozonioterapia: direto sob a pele (nas lesões), intra-articulares, e de ação sistêmica, como endovenosa ou insuflação retal.

Como funciona a ozonioterapia ou oxigenoterapia ativada

A oxigenoterapia estimula a atividade de enzimas que vão liberar o oxigênio da hemoglobina (proteína presente nas células vermelhas do sangue, que carregam oxigênio) para dentro das células, aumentando a disponibilidade de oxigênio para que as mitocôndrias trabalhem melhor, produzindo a molécula de energia necessária à vida conhecida como ATP (adenosina trifosfato). Essas enzimas são a glicose-6-fosfato desidrogenase e o 2,3-difosfoglicerato.

Como explicado anteriormente, quando envelhecemos, a pressão na qual o oxigênio se move na microcirculação diminui, além de diminuir também a atividade dessas enzimas. Por isso, a disponibilidade de oxigênio para que as mitocôndrias gerem energia também decresce, o que chamamos de hipoxia funcional.

Outras atividades importantes da oxigenoterapia estão em aumentar a nossa produção de antioxidantes próprios (*glutation*, superóxido dismutase e catalase) e assim nossa capacidade de controlar o estresse oxidativo (excesso de radicais livres). E você sabe onde está envolvido esse estresse oxidativo? Simplesmente em todas as doenças. Nas artérias, causa disfunção do endotélio, levando a hipertensão, aterosclerose, infarto do miocárdio, acidente vascular cerebral, doença arterial periférica... No sistema imunológico, causa inflamação crônica (envolvida com todas as doenças degenerativas e doenças autoimunes etc.). No cérebro, doenças neurodegenerativas como Alzheimer e Parkinson. Nos pulmões, asma, enfisema e câncer. Nas articulações, artrites. Nos olhos, degeneração macular e cegueira. Nos rins, insuficiência renal. Enfim, isso que chamei no *Manual do proprietário* de um dos monstrinhos participantes dos processos de doenças. Justamente modulando esse processo de oxidação, o ozônio estará participando da prevenção e melhora de todos os processos citados acima. Concorda que já seria mais que o suficiente para sua indicação? Mas ainda há outras funções muito importantes dessa terapia: ação antibacteriana, antiviral e antifúngica, com a observação de não gerarem bactérias resistentes, efeitos cicatrizantes em afecções da pele, como úlceras crônicas, pés diabéticos e feridas. E tem mais: auxilia no processo de detoxificação hepática, libera fatores de crescimento para regeneração de tecidos, tratamento da dor, diminui os efeitos colaterais da quimioterapia e radioterapia. Vários estudos mostram os efeitos benéficos quando associada ao tratamento convencional da diabetes e das demências.

São raras as contraindicações ao uso da ozonioterapia: pacientes com doenças de coagulação sanguínea, com níveis muito baixos de plaquetas e acidente vascular cerebral hemorrágico.

> A ozonioterapia, apesar de muito segura, deve ser realizada por médico capacitado, que utiliza as dosagens da janela terapêutica. Por questão de segurança, deve-se fazer a dosagem da enzima glicose-6-fosfato desidrogenase em laboratório, antes do início do tratamento, para verificar se o paciente não apresenta deficiência desta; caso seja constatado esse problema, o tratamento é contraindicado. Atenção: a ozonioterapia nunca deve ser utilizada por via inalatória.

Entre outras formas fantásticas de oxigenoterapia, enquadra-se a câmara hiperbárica de baixa pressão (medicina hiperbárica), em que, por meio da pressão do oxigênio, fazemos com que esse gás se difunda com muito mais facilidade por todas as células e tecidos, gerando os mesmos benefícios anteriormente mostrados.

Airnergy

Esse equipamento alemão (liberado para a utilização em hospitais alemães e em outros países europeus) consiste em um modo simples de ativação do oxigênio por meio de fótons e no aumento da atividade das enzimas para liberarem esse oxigênio para utilização. Um processo simples, rápido, feito através de cateter nasal.

Mas este livro não é um curso sobre oxigenoterapia, e essa cultura médica ainda é muito pobre em nosso país, por isso vamos seguir em frente!

O importante é que agora você sabe que existem esses tratamentos, são eficazes e estão disponíveis a nosso favor e em prol da saúde.

"E não se esqueça: use a imaginação para suar uma camiseta ao dia."

A seguir mais dois estudos ilustrativos sobre o tema, para ter a certeza de que você não vai adiar essa atitude, isto é, oxigenação, por mais tempo.

Exercício e microbiota

Foram recrutados 32 voluntários sedentários que foram submetidos a exames de sangue e fezes, e foi indicado que fizessem exercícios físicos três vezes por semana, sem alteração na dieta.

Após seis semanas, os pesquisadores coletaram mais amostras para exames e observaram que a microbiota havia se alterado, e até os genes de certos micro-organismos sofreram mudanças. Houve aumento de micróbios capazes de produzir ácidos graxos de cadeia curta, o que diminui a inflamação em todo o organismo e ajuda a reduzir a resistência à insulina, um precursor do diabetes. "Quando pararam de se exercitar, a microbiota voltou ao que era antes!" Você encontrará informações sobre o butirato no capítulo 11 – "Como manter seu sistema digestivo em ótimo funcionamento". É esse o ácido graxo.

Pasme com o que ocorre com esses ratos!

Dick Thijssen e colaboradores da Universidade Liverpool John Moores, no Reino Unido, analisaram uma série de pesquisas com roedores que foram publicadas no periódico da Associação Médica Americana em dezembro de 2017. Foram comparadas cobaias que tinham acabado de se exercitar com outras que nunca praticavam atividade física. Ataques cardíacos foram induzidos nesses animais, bloqueando uma artéria coronária. Em seguida, avaliaram a gravidade dos infartos (o quanto havia morrido de músculo cardíaco) em cada grupo de cobaias. Todos os estudos apontaram que uma única sessão de exercício levou a um ataque cardíaco menos grave, e esse efeito perdurava por dias. A maioria dos estudos submeteu suas cobaias a sessões de uma hora de intensidade moderada.

OBVIAMENTE, POR QUESTÕES ÉTICAS E HUMANITÁRIAS, NÃO PODEMOS REPRODUZIR ESSE ESTUDO EM HUMANOS, MAS ACREDITO TER ESCOLHIDO UM BELO EXEMPLO QUE COMPROVA A IMPORTÂNCIA DESTE CAPÍTULO.

10. NUTROLOGIA

COMO ABASTECER SEU CORPO
DE FORMA INTELIGENTE

Em relação às patologias que acometem o ser humano, invariavelmente a nutrição é um fator muito importante, seja na origem da doença, seja na manutenção do estado nutricional, seja na cura. Neste capítulo, vou sugerir, de maneira breve, o que qualifico como alimentação saudável.

Para iniciar esse tema, resolvi citar um estudo para que você entenda a importância e dê um pouco mais de atenção sobre como abastecer seu organismo.

No maior congresso mundial sobre câncer, o Congresso da Sociedade Americana de Oncologia Clínica de 2017, a Dra. Erin Van Blarigan, epidemiologista da Universidade da Califórnia, apresentou o seguinte trabalho:

Participaram do estudo 992 pacientes portadores de câncer colorretal (intestino grosso), que foram orientados a praticar exercícios físicos, cuidar do peso, ingerir grãos integrais, frutas, verduras e legumes. Juntamente a esses ajustes, interromper a ingestão de embutidos, açúcar e farinha refinada, e diminuir drasticamente o consumo de carne vermelha para, no máximo, trezentos gramas por semana.

Os especialistas observaram os pacientes que seguiram as instruções à risca e também os que não seguiram.

Sabe o que mostrou o resultado após sete anos de acompanhamento? Houve diminuição na mortalidade em 42% no grupo que seguiu as orientações, em comparação com o grupo que as ignorou. Ao final do congresso, o oncologista Daniel Hay fez a seguinte declaração:

"Falo agora com base em evidências cientificamente robustas sobre a importância do estilo de vida, inclusive após o diagnóstico da doença. Hábitos saudáveis, além de prevenirem um terço de todos os tipos de cânceres, ajudam também a curá-los com mais eficácia."

Observação: por incrível que pareça, ainda recebo quase diariamente pacientes oncológicos orientados por seus oncologistas de que o tratamento se baseia apenas na quimioterapia e na radioterapia, imunoterapia e cirurgia, e só isso vai importar – estando eles liberados para ingerir qualquer tipo de alimento... Triste, não?

No livro *Manual do proprietário*, abordei a nutrição em mais de trinta páginas e expliquei a importância da dieta de baixo índice glicêmico, sobre os alimentos que liberam aumento lento e gradual de glicose, evitando que tenhamos de mandar grande quantidade de insulina para que se leve essa glicose da corrente sanguínea para dentro das células, a fim de que gerem energia.

Sabemos que os picos de glicemia (grandes quantidades de glicose na corrente sanguínea), associados à grande descarga de insulina, levam ao aumento da resistência à insulina, o que provoca obesidade, hipertensão arterial e diabetes tipo II. Esse processo ocasiona aumento do estresse oxidativo (radicais livres), inflamação crônica silenciosa, glicação (destruição das proteínas) e aumento na produção dos AGEs (produtos finais da glicação avançada).

E esse cenário conjunto pode gerar doenças cardiovasculares (infarto do miocárdio, acidente vascular cerebral) e câncer, as maiores causas de morte no planeta!

Para evitar tudo isso, no livro anterior, pedi a você que se alimentasse primeiro com um prato de vegetais crus (folhosos ou não) e que fizesse isso lentamente, demorando uns dez minutos. A seguir, que ingerisse um prato de vegetais cozidos, verduras, legumes e um pedaço de frango, peixe ou carne também de forma lenta, por mais dez minutos, antes de passar para o terceiro prato, para que dessa forma os mecanismos fisiológicos da saciedade pudessem entrar em ação, deixando-o satisfeito. Se necessário fosse, o terceiro prato conteria os alimentos de maior índice glicêmico, tais como arroz, batata, purê de batata, massas, tortas.

Expliquei que, deixando por último, você comeria esses alimentos em menor quantidade, por já se sentir quase saciado e porque já havia colocado grande quantidade de fibras no seu tubo digestivo. Essas fibras, misturadas aos alimentos, diminuiriam a velocidade de liberação do açúcar contido neles, isto é, agiriam diminuindo o índice glicêmico desses alimentos.

Para saber mais sobre alimentação saudável, sugiro que visite o *site* www.cimpsaude.com e que pesquise na *web* por alimentos de baixo índice glicêmico. Com essas informações, você estará apto a escolher um bom nutricionista para orientá-lo de acordo com sua individualidade bioquímica.

No primeiro livro, abordei muitos outros temas no capítulo de nutrologia, como calorias vazias, produtos *diet* e *light*.

Quero deixar as páginas de nutrologia deste novo livro para abordar aspectos mais recentes e intrigantes e que, acredito que associados aos conhecimentos já transmitidos no primeiro exemplar, serão de suma importância na manutenção e no restabelecimento de sua saúde.

Antes de mais nada, uma pergunta frequente por parte dos pacientes:

QUAL O MELHOR ALIMENTO?

Sempre respondo que são os alimentos ricos em energia vital, aqueles que apodrecem rápido!

Prefira alimentos não industrializados, pois, no processo de industrialização, sempre são retirados nutrientes e acrescentados saborizantes, que acabam estragando o efeito benéfico deles.

Escolha alimentos de verdade, sem embalagens com tabelas nutricionais e lista de ingredientes. "O mais natural sempre será o mais saudável e até mais barato."

Alimente-se como seus antepassados: quase nada industrializado, com orgânicos e sem modificações genéticas! Essa sem dúvida será a melhor escolha, apesar de não ser a mais fácil.

MODISMOS: O GRANDE PROBLEMA DA NUTROLOGIA

Talvez poucas ciências disseminem tamanha desinformação e falta de pesquisas científicas bem elaboradas e sem conflitos de interesses como acontece com a nutrologia.

É importante você entender que a dieta, o plano alimentar, a reeducação, ou seja qual for o nome que você queira dar, devem ser sempre individualizados, pois cada um de nós tem necessidades e hábitos diferentes. A famosa frase "você é o que você come" já virou clichê, mas é pura verdade. Se você está percebendo que o resultado da sua alimentação diária não está sendo bom, pois apresenta sintomas como cansaço, mau humor, libido baixa, estresse excessivo, excesso de peso, dor de cabeça, deve ser feito algo para mudar esse quadro. Ouvir o corpo e sair do comodismo são as únicas saídas para você melhorar.

Você certamente conhece ou ouviu falar sobre dietas sucessivas desde a década de 1970, como a do Dr. Atkins, a de South Beach, a Dunkan, a Dieta Paleolítica, as dietas cetogênicas, quase completamente restritas a proteínas de origem animal, ou a de Beverly Hills, com praticamente só ingestão de frutas.

Eu questiono: essas dietas que se tornaram *best-sellers* diminuíram a incidência de doenças crônico-degenerativas no planeta? Não, pelo contrário, só aumentaram. Diminuíram a obesidade mundial? Não, esta continua aumentando de forma alarmante.

As dietas basicamente proteicas emagrecem mais rápido que as balanceadas? Sim, mas os estudos mostram que somente nos primeiros seis meses de dieta; passado um ano, não mais.

Outro detalhe: além dos potenciais danos que causam, são muito mais difíceis de serem seguidas no longo prazo. Essas dietas da moda dificilmente se tornarão um hábito diário, pois, na maioria das vezes, são difíceis de ser mantidas. Portanto, fuja do modismo. O equilíbrio deve ser a palavra-chave.

> Metanálise recente que avaliou várias dietas e seus resultados com milhares de pacientes concluiu que, após dez anos do início de qualquer uma delas, mais de 90% dos participantes estavam com o mesmo peso inicial ou 5% mais pesados que quando iniciaram!

> Noventa e cinco por cento das pessoas que fazem dieta para emagrecer, em um período de cinco anos, pesam o mesmo ou mais em relação ao início da mudança alimentar.

DÚVIDAS COMUNS QUE SURGEM
ATÉ ENTRE OS PROFISSIONAIS DE SAÚDE

Como viver sem carboidratos?

– Eu adoro pizzas, massas, doces, pães, e me sinto fraco sem eles.
– Comer gorduras vai fazer mal ao meu coração?
– Se eu não ingerir carne ou outras proteínas animais, como vou criar ou manter meus músculos e me sentir forte?

Diante dessas questões, é muito importante que compreenda a classificação e composição dos alimentos e saiba que existem carboidratos, gorduras e proteínas boas e ruins. É só uma questão de escolha.

Se continuar consumindo frituras em gorduras vegetais, usando todos os óleos vegetais que se transformam em gordura *trans* após o aquecimento, mais a gordura *trans* existente em vários alimentos industrializados (pizzas, massas industrializadas congeladas, *fast-foods*, biscoitos, sorvetes, gorduras interesterificadas das margarinas), consumindo carboidratos refinados, que já perderam grande parte dos nutrientes e fibras, como a farinha branca, açúcar e refrigerantes, que são alimentos inflamatórios, acidificantes e pobres em nutrientes; se continuar consumindo excesso de proteína animal, na maior parte originada de animais confinados e criados com rações provenientes de plantas modificadas geneticamente e com grandes doses de antibióticos, para acelerar o crescimento e gerar lucros; então, tenho a certeza de que continuará tomando remédios para colesterol (estatinas), pressão alta e diabetes para o resto da vida.

Apesar de todos os efeitos colaterais dessas drogas, e de encherem o bolso da indústria farmacêutica e seus investidores, ainda vão morrer do mesmo jeito, como a maioria das pessoas do planeta: infarto do miocárdio, AVC e câncer (as maiores causas de óbitos atualmente no mundo industrializado).

Carboidratos do bem

Você sabia que todas as verduras, legumes, grãos integrais e frutas são carboidratos complexos, ricos em fibras, e contêm nutrientes importantes, como as vitaminas, os minerais e os aminoácidos?

Já se perguntou como vivem os veganos, pessoas que só se alimentam de vegetais? Por acaso são mais fracos ou suscetíveis a doenças que os omnívoros, que comem de tudo? Não podemos generalizar.

Existem triatletas, maratonistas veganos com o mesmo desempenho dos omnívoros. Além disso, os veganos têm incidência de obesidade e morte por doença cardiovascular bem mais baixa que a dos omnívoros.

Não se preocupe, não estou lhe pedindo que se torne vegano, pois também não consegui. Só quero que entenda a composição dos alimentos e faça a opção de juntar o melhor de cada um em sua dieta, seu combustível para uma vida saudável.

"Então, quando eu falar em carboidratos, você já sabe que não se resumem a pães, massas, doces, bolos e sorvetes. Esses são os carbos simples, sem fibras, pouco nutrientes, os 'carboidratos ruins'."

Os carboidratos refinados perdem *alkylresorcinols* (classe de gordura fenólica que é incorporada às membranas celulares, aumentando a concentração de vitamina E, protetora celular) (*Linkam, Adlercentz H. British Journal of Nutrition 2005; 93:11-13*).

Os carboidratos complexos bons são ricos em fibras que se dividem em dois tipos: as solúveis e as insolúveis.

As solúveis são de extrema importância, pois reduzem o colesterol, auxiliam no melhor trânsito intestinal, no controle da glicose no sangue e na manutenção do peso. Como expliquei no *Manual do proprietário*, o hormônio da saciedade, a colecistoquinina, demora um pouco a ser produzido, por isso sempre oriento a comer cada prato em no mínimo dez minutos, começando pelos vegetais crus. Daí também a importância de termos fibras solúveis no estômago e intestino delgado, pois modulam o tempo da digestão, melhorando a absorção dos nutrientes.

As fibras insolúveis são responsáveis por aumentar o bolo fecal e acelerar o funcionamento intestinal.

Perda de vitaminas e minerais na refinação da farinha de trigo	
Vitamina B1 (tiamina)	menos 77%
Vitamina B2 (riboflavina)	80 %
Vitamina B3 (niacina)	81 %
Vitamina B6 (piridoxina)	72 %
Vitamina B5 (ácido pantotênico)	50 %
Vitamina E	86 %
Colina	30 %
Magnésio	85 %
Potássio	77 %
Cálcio	60 %
Ferro	76 %
Zinco	78 %
Cobre	68 %
Manganês	86 %
Cromo	40 %
Selênio	16 %
Molibdênio	48 %

Se você achou pouco, ainda é acrescentado a essa farinha o bromo, para que fique mais branca, o que destrói sua tireoide. Se está assombrado com o que leu até aqui sobre carboidratos ruins (simples, refinados), ainda não viu nada.

O açúcar de mesa (sacarose) é uma unanimidade científica em termos de lixo alimentar. Ele está contido não apenas nos doces, está presente também nos sucos de caixinhas, chás industrializados, refrigerantes, pão integral, molho de tomate enlatado, comidas congeladas, cereais matinais, entre outros.

FIQUE ATENTO AOS RÓTULOS

A indústria alimentícia, para chamar a atenção, usa nos rótulos palavras apelativas como redução de açúcar, não contém gordura *trans*, adoçado com stevia, sem glúten, sem lactose etc.

Tenha cuidado, porque, na maioria das vezes, ao ler os ingredientes, terá uma surpresa negativa. O alimento pode ser adoçado com stevia associada a outro ingrediente, pode até não conter glúten, mas tem gordura vegetal ruim ou alto índice glicêmico vindo da fécula de batata, farinha de arroz, entre outros. Outro alerta é sobre os mais de vinte tipos de nomes dados ao açúcar. Tenha cuidado e sempre leia os ingredientes. Se contiver palavras de difícil compreensão, fuja desses alimentos.

Fique atento aos açúcares naturais, xarope de agave, xarope de milho rico em frutose, açúcar de fruta, açúcar orgânico, demerara, cristal, mascavo... Em vez de qualquer nome desconhecido para adoçar, indico produtos que contenham stevia pura ou xilitol.

A frutose (outro carboidrato) derivada das frutas e do xarope de milho, e que também constitui o açúcar de mesa, é absorvida no intestino e levada ao fígado para ser metabolizada, e somente para o fígado, onde existe a enzima frutoquinase, diferente da glicose, que pode ser utilizada como fonte de energia por outros órgãos, como os músculos e o cérebro. Quando a frutose chega ao seu fígado, é transformada em glicose e utilizada para energia das células hepáticas, e em seguida armazenada como glicogênio hepático ou transformada em gordura, caso as reservas de glicose já estejam altas.

Essa gordura é depositada no seu fígado, causando esteatose hepática, cirrose, câncer de fígado, além de se depositar também em todas as partes do seu corpo que você não gostaria: culotes, coxas e barriga. O número de pacientes obesos e com esteatose hepática (gordura no fígado) vem aumentando muito. Esses pacientes chegam ao consultório sem entender esse diagnóstico, pois relacionam essa doença com o alcoolismo ou com a ingestão de gorduras. Mas na verdade essa doença está ligada à alimentação desequilibrada, rica em frutose e em alimentos industrializados, que na maioria das vezes são ricos em xarope de milho.

Então, o que se deve fazer para fugir desses malefícios?

Prefira a fruta ao suco, pois as fibras da fruta vão diminuir a velocidade da absorção da frutose.

Quando optar pelo suco, bata a fruta no liquidificador e tome sem coar, para preservar as fibras. Não use a centrífuga.

Outra questão muito recorrente: qual o melhor horário para consumir frutas ou sucos?

Na hora em que você está com as reservas de glicose baixa; por exemplo, ao acordar, nos intervalos das refeições e antes de deitar. Nunca lance mão das frutas como sobremesa, pois suas reservas de glicose estarão altas, e toda a frutose ingerida se transformará em gorduras.

Dica de frutas pobres em frutose e de baixo índice glicêmico para tomar em forma de suco: limão, lima-da-pérsia, maracujá e caju. Note que, com apenas uma unidade dessas frutas, é possível fazer quase um litro de suco, isto é, com pouca frutose e bons nutrientes, como a vitamina C presente no limão, no caju e na lima, que estimula o sistema imunológico, ajuda na absorção do ferro e previne a oxidação de outras vitaminas. O maracujá é um fruto medicinal, cientificamente conhecido como passiflora, e auxilia no tratamento da depressão, ansiedade e insônia. A lima-da-pérsia é conhecida por sua propriedade diurética e desintoxicante. Já uma das curiosidades sobre o caju é que ele contém mais vitamina C que a laranja e menor teor de frutose.

Sempre ensino para os meus pacientes que um limão, um copo de água, duas pedras de gelo e algumas gotinhas de stevia pura viram uma limonada. Ele pode ser substituído por meia laranja, que se transforma numa laranjada.

Agora que você já sabe quase tudo sobre os carboidratos ruins e também o que fazer em relação às frutas, acrescento que não exceda três porções por dia. Quando falo em três porções, sugiro algumas opções que podem ser alternadas: uma maçã, uma pera e um pêssego; uma banana, uma nectarina e dez gomos de uva (não dez cachos); meio papaia, um figo e uma fatia de abacaxi (não a metade de um abacaxi!).

Cuidado com o excesso de frutose.

Observe a tabela abaixo:

Molho de tomate pronto 520 g (1 lata)	= 41 g de frutose
Refrigerante tipo cola 350 ml (1 lata)	= 22 g de frutose
Isotônicos energéticos 500 ml	= 10 g de frutose
Suco de laranja 220 ml	= 17 g de frutose
Chupar uma laranja	= 2,5 g de frutose
Suco de maçã 220 ml	= 16 g de frutose
Comer uma maçã	= 7,6 g de frutose
Beterraba, uma unidade de 40 g	= 0,78 g de frutose

AGORA VAMOS OLHAR PARA AS MARAVILHAS DOS CARBOIDRATOS BONS

Crucíferos

Couve, repolho-branco, repolho-roxo, agrião, acelga, rabanete, rúcula, brócolis, couve-flor, couve-de-bruxelas. São alimentos ricos em enxofre, que será transformado no nosso organismo em isotiocianato. Mais de cem subtipos de isotiocianatos foram identificados e são anti-inflamatórios, antioxidantes e estimulantes do sistema imunológico. Inibem a angiogênese, um mecanismo importante na formação de tumores. Estimulam a apoptose e programam a morte de células potencialmente tumorais, evitando que se desenvolvam.

Alguns isotiocianatos detoxificam e removem compostos cancerígenos, como faz o sulforafano, responsável por impedir que substâncias cancerígenas causem mutações no DNA que levam ao câncer.

Mais uma ação benéfica dos crucíferos é que eles ativam um fator de defesa antioxidante natural do nosso organismo.

Por meio das proteínas (fatores de transcrição) Nrf2, os genes ARE (elementos de resposta antioxidante) são ativados. A ativação do Nrf2 é fundamental também na prevenção da ateromatose, as placas que obstruem as artérias levando aos infartos e derrames.

Outro isotiocianato, o indol-3-carbinol, e seu metabólito diindolilmetano promovem a proteção contra o câncer de mama, intestino grosso e próstata.

Estudos mostram que um aumento na ingestão de crucíferos reduz a incidência de câncer. Os isotiocianatos também têm ação antiviral e antimicrobiana.

Observe quantos nutrientes fitoquímicos e os benefícios à saúde que obtemos com meia dúzia de vegetais. Seria muito difícil inserirmos em nossa dieta um ou dois desses alimentos diariamente?

Cogumelos

Contêm fitoquímicos bioativos que estimulam o sistema imunológico, melhorando a atividade das células *natural killers* (NK), que detectam as células infectadas e as eliminam. Além disso, têm efeitos anticancerígenos, impedindo danos ao DNA. Contêm também lectinas antígeno-aglutinantes, proteínas que se unem a células anormais e interferem na capacidade de multiplicação dessas células, impedindo o desenvolvimento do câncer. E as vantagens desse superalimento não param por aí. O consumo regular de cogumelos diminui o risco de câncer de mama, sem falar que esses vegetais (fungos) são ricos em proteínas e vitaminas do complexo B. Têm baixo índice glicêmico e não acidificam o organismo como as proteínas de fonte animal. Em países da Europa, eles são conhecidos como carne vegetal e muito utilizados no dia a dia.

Família Allium: cebola, alho, alho roxo, cebolinha verde, alho-poró

Esses alimentos, quando mastigados, liberam compostos organossulfurados, que detoxificam substâncias cancerígenas e melhoram a função imunológica.

Se você pesquisar nos *sites* científicos, vai encontrar mais de dezenove mil resultados que mostram a diminuição na incidência de diversas formas de cânceres nos consumidores desses alimentos, além dos benefícios cardiovasculares, ações antialérgicas promovidas pela quercetina contida na cebola e ações antimicrobianas do alho. Por isso, durante o preparo das refeições, é importante priorizarmos os temperos naturais, já que os industrializados, por mais naturais que possam parecer, muitas vezes contêm aromatizantes, corantes, glutamato monossódico, que podem causar diversos males, desde o déficit de atenção até danos cerebrais. A excitotoxina (aminoácido presente nesses produtos) é um excitante de células nervosas que leva à desnutrição delas, causando assim o surgimento de doenças degenerativas como Alzheimer e Parkinson, além de estimular a produção de insulina. "Por isso, invista na sua hortinha caseira. Use e abuse da cebolinha, cebola, cheiro-verde, salsa, alho, alho-poró e coentro para temperar e preparar seus alimentos."

Frutas vermelhas: cereja, morango, amora, mirtilo, framboesa, romã

Por que incluí-las na sua rotina alimentar? Porque são ricas em ácido elágico, um polifenol responsável por estimular a produção do mais potente antioxidante, a glutationa, que por sua vez é protetora do DNA das células contra os radicais livres e que, somada ao seu poder imunoestimulante, é um protetor anticâncer. Também exerce outras funções anticancerígenas, como a inibição da ativação de substâncias que podem causar câncer e a inibição de duas proteínas (VEGF e PDGF) fundamentais para a formação de vasos sanguíneos que nutrem os tumores. Além disso, evitam a oxidação do colesterol LDL, prevenindo a formação de placas ateroscleróticas que obstruem as artérias, ocasionando infarto do miocárdio e acidente vascular cerebral (AVC). Essas frutas são ricas também em betacianina e antocianina (polifenóis), com ação antioxidante, anti-inflamatória, antidiabética, antiulcerosa e anticâncer. São informações suficientes para introduzir o hábito e ingerir uma porção dessas frutas diariamente, concorda?

Até agora mostrei só um pouco sobre as vantagens de consumir esses "carboidratos bons". Faltou citar que tantas outras frutas, verduras, legumes, grãos e sementes são ricas em inúmeros minerais, vitaminas (não presentes nas proteínas animais), além de serem também ótimas fontes de proteínas! Veja mais informações fundamentais a seguir.

Gorduras

Ao contrário do que você pode pensar, as gorduras são de extrema importância para o funcionamento do cérebro, fabricação dos hormônios, absorção e condução de vitaminas lipossolúveis (A, E, D e K), além de ser a segunda fonte geradora de energia para a vida, após a utilização de carboidratos pelo organismo. Mas o importante é diferenciar as boas das ruins.

Gorduras boas

– Peixes de águas frias contêm gorduras ricas em ômega 3.
– Óleo de gergelim (puro, e não aquecido para frituras).
– Óleo de coco.
– Óleo de linhaça.
– Azeite.
– Abacate.
– Nozes e oleaginosas.
– Óleo de chia.
– Gema do ovo.

Gorduras péssimas

– Margarinas (gorduras interesterificadas).

– Gorduras *trans* e hidrogenadas presentes nos produtos industrializados, como sorvetes, salgadinhos de pacote, bolachas, biscoitos recheados, mistura para bolos, pães etc.
– Óleos vegetais para fritura (milho, soja, canola, girassol, algodão), exceto o óleo de coco e azeite.
– Embutidos (salame, presunto, copa etc.), leite e seus derivados.

Não adianta fazer um bolo saudável com farinha de coco ou amêndoas e utilizar na receita óleos vegetais. O mesmo vale para os casos de comer proteína animal magra de boa procedência, mas fritando ou cozinhando com óleo.

Dicas para preparo: para refogar um alimento e até esporadicamente fritar, utilize azeite de oliva barato; ele perde as características boas, mas não se transforma em gordura *trans*. Ou, ainda, você pode utilizar o óleo de coco como uma opção mais saudável.

Muito se tem falado sobre a utilização da banha de porco. Não indico essa opção por não conhecer a procedência do animal.

Proteínas

"Nesse tema, precisamos desfazer mitos e montar um quebra-cabeça."

Hoje sabemos que a proteína animal associada à gordura saturada, ambas presentes nos alimentos de origem animal, atuando em conjunto, são responsáveis por gerar danos à saúde. Vários eventos históricos e estudos científicos atestam esse fato. Para ilustrar, vamos citar alguns deles:

Durante a Primeira e a Segunda Guerras Mundiais, quando a Holanda foi invadida e teve seus ranchos e animais tomados, o consumo de carnes diminuiu, e a incidência de doenças cardiovasculares também. Quando retomaram o consumo normal, a incidência voltou a aumentar.

O mesmo ocorreu na Polônia nas décadas de 1970 e 1980, com o fim do comunismo. Com o aumento do consumo de carnes, as doenças cardiovasculares também aumentaram.

A população da Finlândia, na década de 1970, tinha uma tendência enorme a doenças cardiovasculares. O governo local iniciou uma campanha para diminuírem a ingestão de manteiga e aumentar o consumo de frutas e vegetais, além de desestimular o tabagismo. O resultado foi uma diminuição acentuada dessas doenças.

ESTUDOS "THE ADVENTIST HEALTH STUDY"

Estudo epidemiológico com milhares de participantes e duração de muitos anos comparou os adventistas veganos com os que comiam proteína animal. Os últimos apresentaram uma incidência muito maior de doença cardiovascular. Dois estudos observacionais entre vegetarianos e omnívoros (que comem de tudo) observaram uma diminuição de 29% de infartos e derrames cerebrais nos vegetarianos (KEY, FRASER et al., 1999); (HUANG, YANG et al., 2012).

ENTENDA O QUE ACONTECE
NO NOSSO ORGANISMO QUANDO COMEMOS
PROTEÍNA ANIMAL EM EXCESSO

A ingestão de proteína animal aumenta um marcador inflamatório no sangue, conhecido como proteína C-reativa (PCR) ultrassensível, e aumenta também o cortisol sanguíneo, ambos relacionados a doença cardiovascular. Parte dessa inflamação é ocasionada por acidose (alimento ácido) e parte por toxemia (a carne animal é carregada de bactérias).

A proteína animal aliada à gordura saturada tem efeito vasoconstritor, ou seja, provoca o estreitamento das artérias, pois impede que o aminoácido L-arginina se transforme em óxido nítrico, diminuindo o fluxo sanguíneo e a oxigenação de todos os tecidos. Em outro capítulo do livro, explico um pouco mais sobre esse gás que produzimos nas artérias e como aumentar a produção dele.

A carne é rica em ferro; pior que isso, em hemiferro, ou ferro que se origina das células vermelhas do sangue de animais (hemácias). Esse ferro aumenta a oxidação e contribui, entre vários outros danos, para o surgimento de doenças cardiovasculares.

O hemiferro é causador de câncer, por aumentar a concentração de compostos N-nitrosos instáveis, que são geradores de câncer.

Agora, a ciência entende por que os comedores de carne apresentam incidência muito maior de câncer gastrointestinal. Quanto mais carne comemos, mais ferro e hemiferro, mais compostos N-nitrosos instáveis, que juntos resultam em mais probabilidade de câncer.

Observação: quando ingerimos ferro derivado de vegetais, e não do sangue de animais, não ocorre o aumento de compostos N-nitrosos instáveis. Outro mecanismo cancerígeno relacionado à ingestão de carnes ocorre quando as proteínas animais cozidas, assadas ou fritas em altas temperaturas geram aminas heterocíclicas, causadoras de câncer de mama e próstata.

Informação importante para as pessoas que gostam de carne bem passada: esse tipo de preparo aumenta o efeito cancerígeno desse alimento. Quando optar pela carne, coma esporadicamente e dê preferência à carne malpassada, um pouco antes do ponto. Outras opções são o kibe cru, *beef tartar*, *carpaccio*, sempre acompanhados de muitos vegetais, pois esses vão bloquear um pouco os efeitos cancerígenos dos compostos N-nitrosos instáveis e os malefícios do hemiferro.

Grandes comedores de carne têm flora bacteriana menos diversificada e diminuição da produção de butirato pelas bifidobactérias (bactérias intestinais boas), que é um mecanismo protetor contra o câncer.

E quanto a essa forma de ácido siálico encontrado em animais e não em humanos?

Quando comemos carne, incorporamos essas substâncias às proteínas da superfície de nossas células. Como nosso sistema imunológico não as reconhece, passa a gerar anticorpos contra esses antígenos, causando um processo crônico inflamatório que nos predispõe a várias doenças autoimunes, doenças cardiovasculares e câncer.

A alta concentração do aminoácido (parte de proteína) L-carnitina contida nas carnes pode ser transformada em TMAO (trimetilamina oxidada) no intestino. Essa substância também está relacionada a doença cardiovascular.

AOS FREQUENTADORES DE ACADEMIA, MUITA ATENÇÃO E CUIDADO COM O EXCESSO NO USO DE SUPLEMENTOS DE L-CARNITINA.

OS VEGETAIS SÃO ÓTIMAS FONTES DE PROTEÍNA

Soja, em todas as suas formas (tofu, missô e grãos), é uma ótima fonte proteica. Contém todos os aminoácidos essenciais que nosso corpo não consegue sintetizar.

Ervilha, lentilha, milho, arroz integral, feijão, centeio, trigo integral, cevada, espinafre, chia, sementes de girassol, quinoa, couve-flor, brócolis, couve, repolho, batata, algas, grão-de-bico, gergelim, nozes, pistache, castanha-de-caju, cacau em pó sem açúcar, são todos carboidratos complexos, bons e ricos em proteínas.

Amendoim, macadâmia e algas contêm a mesma quantidade de proteínas que a carne e mais do que o leite!

Em 100 gramas	Proteínas
Chia	14 g
Aveia (flocos)	9 g
Lentilha	9 g
Grão-de-bico	8,8 g
Feijão-fradinho	8,2 g
Feijão-carioca	4,8 g
Feijão-preto	4,5 g

Pistache	20,9 g
Nozes	21 g
Castanha-de-caju	15,3 g
Quinoa	13 g
Ervilha	7 g

Você sabia que as frutas também têm aminoácidos e proteínas em menor quantidade?

- Damasco
- Uva-passa
- Ameixa seca
- Framboesa
- Abacate
- Jabuticaba
- Banana
- Figo

O quanto precisamos de proteínas por dia?

Esse assunto é um tanto quanto confuso, veja só: o RDA (Recomendação de Ingestão Diária) fala em 58 gramas de proteína ao dia para homens e 46 gramas para mulheres.

O *Mitand Toronto* (Instituto de Tecnologia de Massachusetts e Convenção de Toronto) fala em 70 a 80 gramas para homens e 58 a 68 gramas para mulheres.

O *Nutrition Examination Survey* sugere 102 gramas para homens e 70 gramas para mulheres.

Atualmente, os Estados Unidos são um dos países que mais consomem proteínas no mundo, quase o triplo da recomendação diária.

Antes de determinar a quantidade diária adequada, vou deixar claros alguns pontos. A proteína em quantidade adequada é fundamental para a nossa saúde, pois, a partir dela, se dão a construção e a manutenção da massa muscular, produção de enzimas, hormônios, neurotransmissores, pigmento da pele (melanina), manutenção do equilíbrio osmótico, entre outras funções. Em contrapartida, o excesso não significa o melhor, pois pode ser um gerador de doenças.

Outro fato que merece destaque é que realmente o que necessitamos não são as proteínas, mas sim as partes que as compõem: os aminoácidos essenciais que o nosso corpo não consegue produzir. Se disponibilizarmos esses aminoácidos ao nosso corpo, ele poderá produzir todas as proteínas necessárias.

Você sabe o que distingue as proteínas dos carboidratos e gorduras? É a presença do nitrogênio.

Se fizermos o balanço de nitrogênio, dosando o que entra de proteínas pela alimentação e o quanto dele é descartado nas fezes e urina, sabemos se estamos ingerindo o adequado, em excesso, ou quanto estamos utilizando.

Afinal, quanto ingerir de proteína?

Os últimos estudos (ANDERSON, HAYNIE et al., 2015) concluíram que de 0,66 grama a 0,77 por quilo de massa muscular é o adequado.

Exemplo: se você pesa 75 quilos e tem aproximadamente 60 quilos de massa magra (verificável por meio de exames de biorressonância), deve multiplicar 60 quilos x 0,70 grama = 42 gramas de proteínas por dia.

Outra questão fundamental é que, se você mantém uma dieta baseada em vegetais bem variados e quantidade calórica necessária ao seu dia, não existe a possibilidade de não estar ingerindo a quantidade necessária de proteínas.

Em situações normais de manutenção da saúde e equilíbrio geral, não costumo sugerir mais que um grama por quilo de peso ao dia.

No entanto, existem alguns casos que necessitam de aporte maior de proteínas: para as crianças, idosos com função renal normal, pacientes acamados e atletas.

Nesses casos, sugiro a utilização de um sachê contendo aminoácidos essenciais (partes formadoras das proteínas que o nosso corpo não consegue fabricar) em uma proporção adequada para uma ótima absorção e utilização. Geralmente prescrevo de um a três sachês diários, dependendo do caso.

> Estudo realizado por Atherton, Etheridge et al. (2010) com oito indivíduos saudáveis recebendo a infusão venosa de aminoácidos marcados com dioisótopos durante oito horas demonstrou que a síntese proteica aumentava até certo nível e depois decrescia.

Aminoácidos essenciais na proporção adequada para boa absorção e utilização	
L-histidina	0,36 grama
L-leucina	3,0 grama
L-isoleucina	0,94 grama
L-lisina	1,88 grama
L-metionina	0,39 grama
L-fenilalanina	0,51 grama
L-treonina	1,0 grama
L-valina	0,82 grama
L-arginina	1,10 grama

Com esses aminoácidos (partes componentes das proteínas), nosso corpo tem a capacidade de produzir qualquer proteína necessária.

Observação: em pacientes com deficiência da enzima fenilalanina hidroxilase (fenilcetonúricos) diagnosticados pelo exame do pezinho na maternidade, isto é, aqueles que não conseguem metabolizar a fenilalanina, troco nessa fórmula o aminoácido L-fenilalanina pelo L-tirosina.

Conhecendo o IGF-1

(Insulin Growth Factor – hormônio de crescimento)

Precisamos de uma produção natural e adequada desse hormônio pelo fígado por toda a vida, mas não em excesso, pois, em grande quantidade, acelera o crescimento de células tumorais e inibe a apoptose (morte programada e necessária para essas células não se tornarem tumores).

Dica: diminua o açúcar e a proteína animal. Dessa maneira, você manterá o IGF-1 em níveis bons! Cuidado com a ingestão excessiva de leite e seus derivados, são muito ricos em IGF-1.

Deixo aqui meus apontamentos finais sobre proteínas. Percebo claramente, por meio de observações clínicas, estados de saúde nutricional, bem-estar, disposição, função renal, função hepática, que um grama de proteína por quilo ao dia, sendo a maior parte de origem vegetal, traz os melhores resultados.

Entretanto, não por isso desmereço o trabalho de nutricionistas estudiosos que orientam seus pacientes que desejam ganhar massa muscular rapidamente, ou perder tecido gorduroso na mesma velocidade, a ingerir de três a cinco gramas por quilo/dia de proteínas. Mas sugiro que, se essa for a estratégia escolhida, que seja por curtos períodos, sendo a maior proporção dessas proteínas na forma vegetal e com acompanhamento da função renal e hepática durante o processo.

Não raro tenho atendido pacientes jovens, fisiculturistas, com queixa de falta de energia, distúrbios imunológicos, infecções de repetição, que apresentam funções renal e hepática de pessoas idosas. Isso é uma pena, pois esses indivíduos vão pagar por esses excessos ainda na juventude, pois excedem na suplementação de proteínas.

Tenho observado também, com muita frequência, pacientes intolerantes à caseína fazendo uso de *whey protein* (hidrolisado de proteína do leite). Sugiro, a quem pretende fazer um aporte maior de proteína, utilizar os hidrolisados de origem vegetal.

Estudos e comprovações científicas

Agora que já abordei a classificação dos alimentos, as vantagens e desvantagens de vários deles, vou resumir algumas conclusões utilizando como exemplo um trabalho realizado na década de 1980 pelo Dr. Campbell.

Esse "gênio da nutrologia", em 1984, aliado a cientistas chineses, recrutou na China (regiões pré-rurais e rurais) milhares de participantes com idade média de 40 anos, índice de massa corporal normal, teoricamente saudáveis e sem nenhuma comorbidade associada, como hipertensão, diabetes ou outras doenças.

Da mesma forma, recrutou outros milhares de participantes do outro lado do mundo, nos Estados Unidos, com as mesmas características.

Todos esses participantes, dos dois lados do mundo, foram observados, avaliados periodicamente até 2005, ou seja, por 21 anos! Esse tipo de estudo, no qual só se observa sem intervir e tiram-se as conclusões, é chamado COHORT.

Esse trabalho grandioso exigiu a participação de dezenas de universidades para poder acompanhar e avaliar todos os participantes. Ao final de 21 anos, foram verificar o que havia acontecido em termos de saúde com os dois grupos.

O desfecho mostrava uma incidência astronomicamente maior de doenças degenerativas, como obesidade e hipertensão, diabetes, doença cardiovascular, no grupo dos ocidentais. Mas por que esse resultado?

O grupo dos chineses, por questões culturais tradicionais e também pelo fato de o país naquela época ainda não ser a potência econômica de hoje, comia um prato rico em vegetais (folhosos, legumes, grãos, cogumelos), e somente tirinhas de carne, frango ou porco como proteínas animais. Por que tirinhas? Porque, de outra forma, era muito caro.

E os ocidentais comiam o quê?

De quatro a seis ovos mexidos com bacon no café da manhã, *cream cheese* em tudo, quatro ou cinco hambúrgueres de 250 gramas, pão e batatas.

Mas o que explica esse enorme aumento de incidência de doenças no grupo ocidental? A resposta é simples: tudo o que já apresentei neste capítulo.

O grupo de ocidentais comia uma quantidade exacerbada de proteínas animais e muito, muito menos fibras (presentes nos vegetais) do que os orientais.

Uma forma fácil e inteligente de aprender a se nutrir é criar essa "imagem mental" do chinês de regiões rurais daquela época, com seu prato repleto de vegetais e só com as "tirinhas" de proteínas animais.

Utilize essa imagem e faça uso dela na grande maioria das refeições. Leve essa imagem a um *chef*, cozinheiro experiente, um profissional que possa criar cardápios variados. Obviamente não precisa ser radical se for a uma festa, jantar uma vez por semana fora, ou, em um domingo, quando receber a família, netos, filhos, amigos. Nesses casos, esqueça a "imagem mental". Mas, no dia a dia, tente seguir esse modelo, e boa saúde!!!

Agora que compreenderam bem esse assunto, sugiro serem *flexitarianos:* poder comer de tudo com bom senso e autoestima.

FIQUE ATENTO!

Aumentam a incidência de câncer:

– Dieta de alto índice glicêmico

– Excesso de proteína animal

– Falta de fibras/prebióticos e fitoquímicos bioativos presentes nos vegetais

---

Câncer – problema de saúde pública mundial

A incidência de câncer cresceu 20% na última década! Para 2030, esperam-se 27 milhões de novos casos de câncer por ano!

Estatísticas do câncer mais frequente em ambos os sexos:	
HOMENS:	
Próstata	22,8%
Traqueia/brônquios/pulmão	5,4%
Cólon/reto	5%
Estômago	4,3%
Cavidade oral	3,7%

Esôfago	2,6%
Laringe	2,3%
Bexiga	2,2%
Leucemias	1,7%
Pele tipo não melanoma	1,4%
Sistema nervoso central	1,6%

MULHERES:	
Mama	20,8%
Cólon/reto	6,4%
Colo do útero	5,7%
Traqueia/brônquios/pulmão	4%
Tireoide	2,9%
Estômago	2,7%
Útero	2,2%
Ovário	2,1%
Linfoma não Hodgkin	1,8%
Pele tipo não melanoma	1,7%
Leucemias	1,6%

Encerrando e coroando as informações deste capítulo, observe a importância deste trabalho publicado em agosto de 2018 na importante revista *The Lancet* e provavelmente o mais conclusivo estudo realizado até hoje (*Dietary Carbohidrate In take and Mortality: a prospective cohort study and meta analyis*).

Um número de 15.428 adultos entre 45-64 anos (provenientes do estudo ARIC) foi avaliado quanto a todas as causas de morte nesse grupo associadas à quantidade de consumo de carboidratos ingeridos diariamente.

Em seguida, analisaram outros sete estudos de países diferentes que totalizavam 432.179 participantes, que foram acompanhados por 25 anos e obtiveram o mesmo resultado a seguir.

Em ambos, o alto consumo de carboidratos ruins e o baixo consumo de carboidratos bons na dieta foram associados ao aumento de mortalidade, sendo a menor mortalidade observada para o consumo entre 50% e 55% da ingestão diária de carboidratos bons!

Outra constatação importante foi que o baixo consumo de carboidratos (bons) associado ao consumo de proteínas e gorduras animais (boi, frango, porco) estão relacionados à maior incidência de mortalidade por todas as causas, sendo que o grupo que optou por proteínas e boas gorduras de origem vegetal (verduras, legumes, frutas, castanhas, nozes, grãos integrais, azeite etc.) teve menor incidência de mortalidade. Isso deixa claro que a escolha da qualidade e da quantidade da ingestão de carboidratos está definitivamente ligada à maior ou menor incidência de mortalidade por qualquer causa.

Cuidado quando falarem em dietas *low carb*.

Normalmente elas dizem para comer muita carne vermelha, frango, ovos, bacon, e várias vezes ao dia. Mas vamos falar um pouco sobre a construção, a função e o envelhecimento das proteínas.

As proteínas são blocos construtores de nossas células e desempenham quase todas as tarefas dentro e fora delas. As células formam tudo em nosso organismo, então não haveria vida sem elas.

Essas proteínas (milhares delas) são continuamente construídas (comandada por nossos genes) e destruídas, em um perfeito processo de reciclagem.

Entretanto, sempre uma pequena parte delas escapa da reciclagem, começa a se acumular nas células e se junta a outras que também escaparam da destruição, formando emaranhados, entulhos de proteínas velhas e seus fragmentos, que se tornam inquebráveis, enchendo as células desses produtos.

Com o passar dos anos, esse processo se avoluma e essas células já não desempenham suas funções tão bem, acelerando o processo de envelhecimento, ou seja, a contração das células cardíacas, a digestão e absorção de alimentos, a transmissão dos impulsos nervosos, a produção hormonal não funcionam eficientemente, e essas células envelhecem e morrem prematuramente, estranguladas no próprio emaranhado do lixo que as criou.

Observe: o Alzheimer, que corresponde a 65% dos casos de demência no planeta e cuja incidência vem aumentando em faixas etárias cada vez mais baixas, é um emaranhado de proteínas que se acumulam dentro e ao redor dos neurônios, levando a sua disfunção e morte, com todos os sintomas que a precedem.

Doença de Parkinson, uma conglomeração de proteína alfa sinucleína, chamada também corpúsculos de Lewis, que destrói a capacidade de produção de dopamina.

Estudos que verificavam as causas de morte de supercentenários (indivíduos que ultrapassaram os 110 anos) concluíram que 70% delas eram causadas por amiloidose, que nada mais é do que aglomerados de proteínas por todo o corpo.

Percebendo o processo pelo qual o excesso e a fonte de proteína podem nos envelhecer, vejamos como proceder para evitar.

Quanto melhor cuidarmos da nossa saúde geral, em melhores condições genéticas vamos nos manter e produzir as proteínas de maneira mais adequada, evitando assim que qualquer pequena alteração seja capaz de aglomerá-las.

Outra via criada pela própria natureza são os lisossomas (pequenas organelas intracelulares que têm a função de, por meio de enzimas, digerir e quebrar essas proteínas velhas), mas sua produção tem limite e com o passar dos anos diminui, assim como, todas as nossas funções.

Então, qual a saída para a longevidade com vitalidade?

Observe a conclusão de pesquisadores da universidade de Cincinnati ao estudarem obesidade e outras doenças relacionadas ao envelhecimento, incluindo diabetes tipo 2.

Nos últimos cinquenta anos, com o aumento no consumo de carne processada (33%), houve uma associação muito alarmante com a resistência à insulina e o desenvolvimento de diabetes tipo 2.

Centenas de estudos associam o excesso de proteína animal ao aumento drástico na incidência de inúmeras doenças degenerativas, desde a macular (cegueira) até doenças cardiovasculares, o diabetes já mencionado e câncer.

As crianças e adolescentes ainda em formação podem demandar um maior aporte proteico, pois vão utilizar praticamente tudo para seu crescimento.

Mesmo assim, é sempre mais saudável ter uma maior quantidade de proteína oriunda do reino vegetal.

Por fim, você sabia que o excesso de proteína, além de tudo já exposto aqui, ainda sobrecarrega a função renal e hepática? E que o excesso dela em nosso corpo se transforma em glicose? Isso mesmo! Então, bom senso e cuidado com as dietas da moda.

> **Prefira proteínas vegetais**
>
> Um estudo publicado em agosto de 2019 no periódico *Jama Internacional Medicine* analisou 70.696 indivíduos que vivem no Japãp, com média de idade de 56 anos e que foram acompanhadas por 18 anos.
>
> Ele concluiu que quem consumia 14% do total de calorias diárias provenientes de proteínas, sendo 8% vegetal e 6% animal, tiveram risco 13% menor de morte por qualquer causa e 27% menor de morte por doenças cardiovasculares quando comparado com o grupo que consumia 9% de proteína animal e somente 5% de vegetal.

"Nutrient overload, insuline resistance and ribosomal protein S 6 kinase1". *Ell Metabolism*, 2006.

L. S. Coles et al. "Supercentenarians and transthyretin amiloidosis: the next frontier of human life extension". *Preventive Medicine* 54 suppl. May, 2012.

11. COMO MANTER SEU SISTEMA DIGESTIVO EM ÓTIMO FUNCIONAMENTO

Absorver e utilizar os nutrientes necessários: essa é a chave!

Considero esse tema um dos mais importantes deste livro. Mesmo abordado em mais de trinta páginas no livro anterior, *Manual do proprietário*, volto a falar sobre esse assunto, pois creio fortemente que a saúde e a doença sempre começam pelo intestino. Você sabia que esse órgão faz a interface do meio externo com o meio interno, a corrente sanguínea, as células de todos os órgãos e a matriz extracelular? Nesse longo tubo que vai da boca ao ânus, tudo que vem de fora ou é absorvido ou é jogado no "cano de descarga". Portanto, não adianta você aprender simplesmente a ingerir o alimento adequado, conforme oriento no capítulo de nutrologia; é importante também criar condições para que o intestino esteja apto à tarefa de escolher exatamente o que deve entrar na corrente sanguínea, em quais quantidades, e o que deve ser eliminado.

Permeabilidade intestinal

Imagine um filtro, como um coador de café, que tem a espessura justa para passar apenas o café pronto, nem a água nem o pó sozinhos. Assim é o revestimento do seu intestino, composto por uma fileira única de células justapostas que deixam entrar na corrente sanguínea os nutrientes necessários ao nosso organismo.

Para você ter uma ideia da importância desse filtro, a renovação dos nossos glóbulos vermelhos é feita a cada 120 dias, e a renovação das células da mucosa intestinal a cada apenas dois dias!

Vários fatores, como a contaminação com metais tóxicos (chumbo, mercúrio, alumínio...), o excesso de oxidação (radicais livres), o uso de conservantes químicos, os agrotóxicos, parasitas, medicamentos de uso frequente tais como anticoncepcionais, anti-inflamatórios, antibióticos, corticoides e analgésicos, a ingestão de alimentos intolerantes como o leite e seus derivados, trigo, açúcar, a flora intestinal inadequada, alteram a permeabilidade dessa mucosa. Esse processo aumenta o espaço entre as células, que deveriam estar bem unidas, a fim de só entrar o que deveria. Assim, a porteira está aberta para a entrada de tudo o que faz mal, como as moléculas de lipopolissacarídeos (LPS) presentes nas membranas das bactérias que ali habitam e que, quando chegam à corrente sanguínea, causam inflamações, hiperatividade do sistema imunológico, produção de anticorpos, imunocomplexos, doenças autoimunes, obesidade e uma infinidade de problemas para a saúde. Permite ainda a entrada de bactérias inteiras, fungos, metais tóxicos, parte de alimentos ainda não totalmente digeridos, provocando os mais diversos males! Posso afirmar que, em toda doença crônica, esse processo tem participação. Por isso, não podemos cuidar de uma doença crônica isoladamente, é preciso começar sempre cuidando desse tubo. Pode ser um paciente com enxaqueca, diabetes, hipertensão, câncer, artrite, depressão... Não importa! O problema quase sempre começa por essa interface entre o meio externo e o interno. E se não olhamos para isso, e poucos profissionais da saúde têm essa visão, infelizmente estaremos tratando sintomas, e não as causas das doenças.

Não se preocupe. Vou lhe mostrar um caminho fácil para você manter esse sistema saudável, o que costumamos chamar de quatro R.

PRIMEIRO R | RETIRAR

– Retirar alimentos intolerantes, alimentos ruins com antinutrientes e tóxicos.

– Evitar o consumo de alimentos ricos em açúcar, xarope de milho, frutose, refrigerantes, sucos de caixinha, gorduras ruins (óleos vegetais nas frituras, margarina, gordura *trans*, embutidos...), alimentos ricos em amido (farinha de trigo refinada e todos os seus derivados: pães, bolos, cereais matinais, biscoitos, massas etc.).

– Seguir as dicas que já aprendeu no capítulo 10 – "Nutrologia" – e dar atenção aos alimentos que não combinam com o seu organismo. Lembre-se: cada ser é único e tem sua individualidade bioquímica. Nesse caso não estou falando sobre alergia alimentar, pois isso é fácil de se detectar, e sim de intolerância a certos alimentos, fato a que ninguém dá muita atenção e que é fundamental para a sua saúde.

Como identificar os alimentos intolerantes?

Existem vários tipos e métodos de exames de sangue que analisam as imunoglobulinas, mas particularmente não os utilizo como padrão em todos os pacientes, por algumas razões. Primeiro, porque normalmente só estão positivos quando os indivíduos já são muito sensíveis a esses alimentos; não detectam a intolerância precocemente. O outro motivo é que não se consegue detectar essa hipersensibilidade nas diversas fases do processo digestivo, ou nas fases em que o alimento todo vai sendo transformado durante esse processo em diversas substâncias, até chegar à fase de absorção. Aprendi, ao longo dos anos, que precisamos nos observar, e ensino os meus pacientes a ouvirem seu corpo. Esse é o caminho.

Estou falando de dieta rotativa e da experiência que ela nos traz. Acredito que todas essas décadas de observação deixam muito claro ao clínico atento quais são os tipos de alimentos que mais causam intolerâncias!

Particularmente acredito que, dentre todos, o trigo, o açúcar, o leite e seus derivados são os campeões.

Para não deixar o paciente transtornado, evito falar de glúten, pois essa substância pode estar presente no trigo, na aveia, na cevada, no centeio e até mesmo na maquiagem. Como provavelmente 95% do glúten ingerido vem do trigo, e essa também é a sua pior forma de todas, devido às inúmeras modificações genéticas que esse cereal sofreu durante os últimos sessenta anos, peço que retirem o trigo da dieta por um período de seis semanas e observem o que acontece. Perdeu peso? Aumentou sua energia e melhorou o sono? Ajudou no controle do diabetes? Diminuíram os inchaços, gases, alterações na pele e até mesmo afetou positivamente a parte emocional? As respostas são positivas na maioria dos casos.

Grande parte dos pacientes observa alterações importantes nessa fase, e o mais interessante é que eles contam que, após passar um tempo sem ingerir esses alimentos intolerantes e cair na tentação, voltando a comer um pedaço de pizza ou um pãozinho francês, por exemplo, sentem-se como se tivessem engolido um pedaço de tijolo. Respondo: parabéns, você descobriu o caminho das pedras, e agora o livre-arbítrio é fundamental. Coma quando quiser, mas já sabe o que lhe faz mal e não precisa ficar indo de especialista em especialista, recebendo medicações diversas que estão danificando todo o seu organismo.

Para os pacientes que não notaram nenhuma diferença com a abstenção desse alimento, o que é raro e não ultrapassa um em cada quatro pacientes, indico que voltem a ingeri-lo e passem a fazer o teste com o leite e seus derivados pelo mesmo tempo, e observem – e assim sucessivamente, com todos os alimentos mais intolerantes. Garanto que a maioria sabe o que não lhe cai bem. Quantas vezes ouvi pessoas dizendo: quando como tal alimento, me lembro dele por dois dias!

A observação clínica me mostra que a retirada ou a diminuição importante de trigo refinado ou integral, leite e seus derivados e açúcar são benéficas à saúde de todos!

Agora que já aprenderam a consumir o certo e retirar os intolerantes, vamos ao próximo R.

SEGUNDO R | REPOR

Repor enzimas necessárias para a digestão, afinal de contas, quando envelhecemos, nossa capacidade de produzir quase tudo vai diminuindo (exceto a de compreender e amar).

E você sabe o que são as enzimas digestivas? São proteínas desenvolvidas pelo organismo com a capacidade de quebrar os alimentos e transformá-los em nutrientes.

> "ENZIMAS SÃO SUBSTÂNCIAS
> QUE TORNAM A VIDA POSSÍVEL,
> A CHAVE PARA A BOA SAÚDE E VITALIDADE.
> SEM ENZIMAS O CORPO NÃO SERIA
> CAPAZ DE EXTRAIR OS NUTRIENTES
> DOS ALIMENTOS. ELAS SÃO AS ARTESÃS
> QUE CONSTROEM O CORPO COM PROTEÍNAS,
> CARBOIDRATOS E GORDURAS."
>
> *(Dr. Edward Howell).*

Para que entenda a importância desse R – de repor –, devo avisá-lo que, mesmo se alimentando corretamente, mantendo a mucosa intestinal íntegra (aquelas células juntinhas e inteligentes que só deixam entrar o que é necessário), se não tiver enzimas suficientes para digerir (metabolizar) cada grupo de alimento, seja proteína, gordura, seja carboidrato, para que possa ser absorvido e utilizado na geração de energia ou na construção de tudo o que é necessário à vida, como a construção de ossos, músculos, células sanguíneas, hormônios, neurotransmissores, colágeno, cartilagem, de nada vai adiantar.

"Se não dispusermos dos vários tipos de enzimas agindo sobre cada grupo de alimentos, não teremos a energia que esse alimento deveria produzir."

É o mesmo que ter um carro maravilhoso na garagem, mas sem combustível!

Pode-se manter uma dieta saudável e não aproveitá-la. Pedaços de alimentos ainda não totalmente digeridos, quando absorvidos, por exemplo, vão causar muito estrago, como aumentar a permeabilidade intestinal, entrar de forma incorreta pela circulação sanguínea para todo o sistema, provocando inflamação, doenças autoimunes e alergias.

Quando somos crianças e jovens, dispomos de grande capacidade de produção de enzimas, que vai diminuindo com o passar dos anos. Para se ter uma ideia, aos 50 anos, em média, já perdemos 30% dessa capacidade de produção. Por isso é comum o seguinte comentário: "Quando jovem, meu estômago parecia de lata; comia de tudo e nada incomodava. Mas hoje qualquer desvio na dieta parece um terremoto".

Para se entender ainda mais o processo, contamos com duas fontes enzimáticas. A primeira vem dos alimentos, e vou iniciar analisando essa.

Devido à dieta ocidentalizada que prioriza alimentos ultraprocessados, cozidos, assados ou fritos, as enzimas são degradadas e destruídas. Sim, comemos poucos alimentos crus, logo, essa via é pobre.

A segunda fonte enzimática é a produção do nosso organismo, ou endógena.

Vamos olhar esse processo começando pela boca, onde fazemos uma pré-digestão de carboidratos (amidos) por meio da enzima amilase, produzida nas glândulas salivares.

Seguindo o percurso, esse alimento chega ao estômago, onde o pepsinogênio, ativado pelo ácido clorídrico, se transforma na enzima pepsina, que inicia a digestão de proteínas. Esse bolo continua seu percurso e, na parte inicial do intestino delgado, recebe os ácidos biliares do fígado e a enzima lipase que vem do pâncreas, para juntos realizarem a digestão dos lipídeos (gorduras) em ácidos graxos e glicerol. Nessa porção, chegam também do pâncreas mais amilase para continuar a digestão dos carboidratos e proteases para digerir proteínas, quebrando-as em partes, que são os aminoácidos ou pequenos grupos destes, que ainda serão quebrados novamente por outras enzimas. Em seguida, na forma de moléculas devidamente metabolizadas, na hora e local certos, serão absorvidas no restante do intestino delgado.

Não é um trabalho fantástico? Mas não se preocupe que, ao final deste capítulo, você vai saber exatamente o que fazer para otimizar sua digestão. Mas, antes disso, preciso voltar um pouco acima desse tubo (estômago) e falar da importância do ácido clorídrico, pois sem ele toda essa cascata maravilhosa de preparação do alimento para a geração de energia e construção não acontecerá adequadamente.

Estimule a produção de ácido clorídrico

Nosso estômago é composto em grande parte por células parietais para produção do ácido clorídrico, que por sua vez exerce as seguintes funções:

– Proteger o trato gastrointestinal da invasão de microorganismos nocivos que vêm do meio externo, com os alimentos.
– Impedir o hiperpovoamento de bactérias patogênicas no intestino delgado, causa comum de sintomas vagos como distensão abdominal, dor, má digestão, gases e até mesmo quadros de infecções graves, como septicemia, e infecçõcs generalizadas que podem causar morte.
– Acidificar o pH estomacal a fim de ativar a pepsina e iniciar a digestão das proteínas no estômago, e ainda estimular o pâncreas a produzir todas as enzimas necessárias à digestão.

Não é pouco, concorda? E o mais impressionante é que 50% ou mais das pessoas com idade acima de 60 anos apresentam hipocloridria, ou seja, baixa produção de ácido clorídrico. O pior é que quase todos esses pacientes são tratados com medicamentos campeões de venda, que impedem a produção de ácido clorídrico, como os bloqueadores da bomba de prótons, conhecidos com os nomes comerciais de omeprazol, lanzoprazol, pantoprazol, esomeprazol... Além desses, os famosos antiácidos como Maalox, Mylanta, que parecem inofensivos, mas diminuem a acidez necessária do estômago e ainda de quebra vão intoxicá-lo com alumínio.

Sintomas mais frequentes por déficit de ácido clorídrico

- Flatulência (gases)
- Sensação de estufamento após a refeição
- Má digestão, diarreia ou prisão de ventre
- Alergias e intolerâncias alimentares
- Coceira ao redor do ânus
- Unhas fracas, quebradiças ou com ranhuras longitudinais
- Acne após a adolescência
- Deficiência de ferro
- Deficiência de vitamina B12
- Múltiplas infecções por parasitas intestinais
- Presença de pedaços de alimentos nas fezes
- Candidíase de repetição

LEMBRE-SE DE QUE, QUANDO O FORNECIMENTO DE ENZIMAS DIGESTIVAS É POBRE PELA DIETA, O ORGANISMO PRECISA AUMENTAR SEU TRABALHO, PRODUZINDO MAIS!

1. Procure pesquisar sobre alimentos germinados. São facílimos de produzir, ricos em enzimas, energia vital e nutrientes.

2. É muito importante ingerir alimentos crus, ricos em enzimas, e, se os mastigarmos bem, são ainda mais perfeitos para promover a pré-digestão.

3. Não dilua o suco gástrico ácido do estômago (ácido clorídrico) ingerindo água, refrigerantes, sucos e excesso de líquidos durante as refeições. O pâncreas precisa desse estímulo ácido para produzir as enzimas e enviá-las ao duodeno.

4. Controle o estresse crônico, pois a adrenalina que ele produz vai reduzir a produção de ácido clorídrico e consequentemente das enzimas digestivas.

5. Estimule a produção do ácido clorídrico. Para casos de dispepsia leve (má digestão), oriento a utilização de substâncias como ½ limão em ½ copo d'água, ou, se preferir, uma colher de sobremesa de vinagre orgânico de maçã, diluído ou não em água, cinco minutos antes das principais refeições. Em situações de maior necessidade, utilizo betaína cloridrato (manipulada) na dosagem de 100 – 300 mg / 1 cápsula antes das principais refeições.

6. Suplementar enzimas: em casos de má digestão leve, indico as enzimas com capacidade para auxiliar na digestão de proteínas, como a oriunda do abacaxi, a bromelaína, e a proveniente do mamão, a papaína, na dose de cem miligramas cada, associada a pepsina e lipase na dose de 30-50 mg de cada, manipuladas na mesma cápsula, para serem ingeridas antes das principais refeições. Em pacientes com mais necessidades enzimáticas, utilizo junto a essas enzimas a pancreatina na dose de 100-200 mg, que tem ação conjunta na digestão de carboidratos, lipídeos e proteínas.

É importante saber também que é possível indicar a suplementação de enzimas e de estímulo do ácido clorídrico em situações especiais para aqueles pacientes que se cuidam, são regrados, mas às vezes se presenteiam com uma "alimentação farta", como uma feijoada, um almoço na churrascaria ou uma refeição repleta de molhos e farinha refinada. Então, nesses casos, oriento que usem essa suplementação especificamente antes desses banquetes! Ouço sempre os mesmos comentários: "Doutor, que fantástico! Fiz a digestão rapidamente, parece que comi simplesmente uma sopa de legumes!".

DICAS: observações importantes

Cuidado com os remédios bloqueadores da bomba de prótons (todos os "prazóis" que citei anteriormente). Se não desmamarem desses remédios, tudo o que falamos neste capítulo será perdido. Não é possível cuidar devidamente de uma pessoa que faz utilização crônica desses medicamentos. Essas drogas foram criadas para ser usadas por um curto período de tempo e podem ajudar muito prevenindo a formação de úlceras pépticas estomacais, duodenais, evitar a formação de úlceras da mucosa digestiva por estresse, em casos graves de pacientes internados, politraumatizados e que estejam utilizando muitas drogas agressivas para a mucosa, como anti-inflamatórios e corticoides. Também são indicadas para pacientes com refluxo grave, que apresentam esofagites intensas, até que se corrija a dieta e todo o processo digestivo. Jamais devem ser utilizadas cronicamente para aliviar uma azia, uma tosse ou rouquidão por refluxo, pois causam sérios problemas de saúde que vão desde a desnutrição até a insuficiência renal. "O indivíduo perde a capacidade de absorver macronutrientes (proteínas, gorduras e carboidratos), minerais e vitaminas."

E como fazer esse desmame?

Esse não é um processo simples, pois essas drogas, quando interrompidas abruptamente, fazem com que a produção ácida volte em intensidade excessiva, e os sintomas retornam mais intensos. Nesses casos, oriento a seguirem todos os passos anteriores: dieta correta, retirar alimentos intolerantes, introduzir os auxiliares da digestão (estímulo do ácido clorídrico e suplementação de enzimas), e gradualmente diminuir a dose dessas drogas da seguinte forma: se tomava um omeprazol de 40 mg por dia, na primeira semana diminua para 20 mg por dia; na segunda semana, utilize 20 mg na segunda, quarta e sexta-feira. Na terceira semana, ingira 20 mg na segunda e na quinta-feira, e em seguida interrompa o uso.

Para auxiliar nessa fase de desmame, utilize a seguinte associação de fitoterápicos – uma cápsula, duas a três vezes ao dia, antes das refeições, ajuda muito:

> Aloe vera.. 150 mg
> Licorice .... 100 mg
> Espinheira-santa .... 150 mg

Caso sintam muita azia (queimação ou pirose), oriento a ingestão de uma colher de café de bicarbonato de sódio em meio copo d'água, uma ou duas vezes ao dia. Indico também que carreguem na bolsa as velhas pastilhas de associação de carbonato de magnésio, bicarbonato de cálcio e de sódio e mastiguem até três cápsulas ao dia, se necessário (elas não contêm alumínio).

TERCEIRO R | REFAZER

Refazer a mucosa, o revestimento do tubo digestivo.

Como pavimentar toda a rodovia? Cuidando da saúde das células que formam essa superfície. Para cuidar da saúde do enterócito (células que revestem o intestino delgado), a maior fonte de energia para essas células é o aminoácido L-glutamina.

Para refazer essa mucosa, observo excelentes resultados com os seguintes suplementos:

> L-glutamina .... 1 a 3 gramas ao dia
> Zinco .... 10 mg/dia
> Vitamina A .... 500-1.000 mg/dia
> Licorice .... 100-200 mg/dia
> N-Acetil-D-Glucosamina... 250 mg/dia
> Biotina...1 a 3 mg/dia

E quanto à saúde dos colonócitos, a mucosa do intestino grosso (cólons e reto)?

Agora você vai entender o quanto a natureza é sábia e também sobre a importância do capítulo 10, no qual peço para vocês imaginarem um chinês de antigamente comendo o prato repleto de vegetais.

Quando ingerimos carboidratos complexos, vegetais ricos em fibras (grãos integrais, leguminosas, verduras, legumes e frutas), o que não for digerido e absorvido no intestino delgado vai chegar ao intestino grosso e será fermentado (quebrado) pelas bifidobactérias (boas bactérias da flora) e transformado em ácido graxo de cadeia curta, como acetato, butirato e lactato.

O acetato e o propionato serão utilizados principalmente pelos músculos e fígado, enquanto o butirato é a mais importante fonte energética para que as células do intestino grosso exerçam a função de absorver água, sódio, bicarbonato de sódio, entre outros.

Além de ser fonte de energia para esse órgão, o butirato tem ação antioxidante, anti-inflamatória e antitumoral (lembra-se da permeabilidade intestinal? O butirato também é responsável pela sua regulação). Percebe que é um trabalho de mão dupla? As fibras não digeridas, além de servirem de alimento às boas bactérias (flora), geram por meio dessas os ácidos graxos para realizar todas as funções citadas acima.

Alimentos ricos em amido resistente também são ótimas fontes para a produção de butirato: banana verde um pouco antes de amadurecer, batata crua, batata-doce e bagaço da laranja.

Observação: em alguns casos, para os pacientes com doenças inflamatórias intestinais, indico suplemento com hidroximetilbutirato nas doses entre 500 miligramas a 1 grama ao dia. O butirato aumenta a sensibilidade à insulina, ajudando na prevenção e no tratamento do diabetes também (Gao, Z. et al. *Butyrate improves insulin sensitivity and increase energy expenditure in nice Diabetes 58 (2009) 1509-1517*).

QUARTO R | REPOVOAR

Repovoar de bons amigos. Cuidar da microbiota
(flora intestinal).

Microbiota

Se observarmos, é espantoso o aumento brutal da incidência de doenças crônico-degenerativas ocorrido nos últimos cem anos, pois, antes, o que dizimava a população ainda jovem eram as várias pestes, pneumonia, tuberculose, diarreia infecciosa etc. As técnicas de assepsia, saneamento básico, vacinações e antibióticos nos livraram desse tipo de *causa mortis*. As maiores causas de mortes nos Estados Unidos no século passado não eram por infarto, acidente vascular cerebral e câncer, como acontece nos dias atuais. Mas por que passamos a morrer dessas doenças degenerativas?

Houve mudança no genoma humano nos últimos cem anos? Não. Isso significa que a principal causa não é genética.

Bem, se a genética não explica esse fator, então seria a questão ambiental, estilo de vida, sedentarismo, má alimentação, ingestão de antinutrientes que não existiam no passado, como gordura *trans*, gorduras interesterificadas (margarinas), óleos vegetais para frituras, excesso de carboidratos simples e de alto índice glicêmico.

Sim, essa seria uma boa explicação, mas talvez ainda estejam faltando mais fatores, afinal, se nossa microbiota, a quantidade de todos os microorganismos que hospedamos, é dez vezes maior que o número de todas as células que nos compõem, não haveria alguma ligação?

Tenho certeza de que sim. A mudança de estilo de vida levou à alteração da microbiota e, consequentemente, dos genes que a compõem, e o Projeto Microbioma Humano (PMH) nos mostra isso!

Esse projeto (PMH), iniciado em 2008 e concluído em 2013, nos Estados Unidos, com a participação de cientistas de todo o mundo, teve como objetivo analisar, sequenciar e elucidar a relação dos genes, desses nossos hóspedes (micróbios-microbiomas), com as várias doenças, como alergias, doenças autoimunes, doenças inflamatórias intestinais, alguns tipos de câncer e até doenças neurológicas, dermatológicas e depressão, e como as mudanças nessas colônias de bichinhos poderiam estar relacionadas com essas moléstias.

Após sequenciarem nossos genes, não chegaram ao mísero número de aproximadamente trinta mil genes (nosso genoma humano). Em contrapartida, mais de cinco milhões de genes compõem nosso microbioma!

"Isso nos mostrou mais sobre o que é ser humano do que o sequenciamento de nossos próprios genes."

A maioria das células do nosso organismo é nutrida pela glicose, mas nossas células intestinais, não. Os micro-organismos recolhem os restos de alimentos e os convertem em energia, deixando resíduos para serem absorvidos pelas células da parede do intestino grosso.

Além de gerarem energia para manter o funcionamento e a vida dessas células, fazem o trabalho de "lixeiro", para que esse resíduo não seja armazenado, intoxicando e aumentando de tamanho nossas células de gordura.

Os micro-organismos ainda sintetizam a vitamina K, necessária para a coagulação, entre outras funções, e a vitamina B12, essencial para o funcionamento cerebral. Moldam a parede intestinal com seus milhões de vilosidades (dobras) para ter superfície suficiente para todo o processo de absorção e são fundamentais na manutenção da adequada permeabilidade intestinal (o filtro de que falei no início deste capítulo), além de serem de extrema importância para a imunidade, pois 60% de todo o sistema imunológico situam-se nesse tubo.

Assim entendemos um pouco mais sobre nossa complexidade humana, que é a conexão de toda a informação genética desses micro-organismos com o metabolismo de cada uma de nossas células.

Essa seria a resposta para quando, em 2003, encerramos o projeto do nosso genoma humano e constatamos que o homem tinha o mesmo número de genes que um grão de arroz e alguns vermes!

E a pergunta: como seria possível, se somos seres tão complexos – afinal, falamos, andamos, pensamos, fomos à Lua e vamos para Marte?

> Dra. Lita Proctor – gerente do Grupo Microbioma Humano: "Nós, humanos, não temos todas as enzimas necessárias para digerir todos os alimentos. Os micróbios decompõem parte das proteínas, lipídios e carboidratos da dieta e os transformam em nutrientes que possamos absorver. Produzem ainda vitaminas e substâncias anti-inflamatórias que nosso próprio genoma não pode produzir".

> Observe a correlação deste micro-organismo com seu hospedeiro (nós). A *akkermansia muciniphila* (muciniphila = amiga do muco) é um micro-organismo que compõe 4% de toda a população da flora intestinal de pessoas magras, enquanto nas obesas é quase inexistente.
>
> Ela vive na superfície do muco da parede intestinal, produzindo e mantendo essa camada de muco grossa, formando uma barreira que impede a entrada na corrente sanguínea de bactérias nocivas e partes de bactérias como os lipopolissacarídeos, causadores de inflamação por todo o sistema, inclusive das células gordurosas, e abastecendo as já existentes com mais gordura e toxinas. Portanto, menos *akkermansia*, mais obesidade.

A PROJEÇÃO PARA 2030 É QUE 80% DA POPULAÇÃO AMERICANA ESTEJAM COM SOBREPESO OU OBESIDADE.

Disbiose: inicia ou participa de quase todas as doenças crônicas; provavelmente 80% ou mais das pessoas encontram-se nessa condição, e o pior, poucos a tratam!

Como defini-la?

A microbiota intestinal é mais complexa no intestino grosso, contando com cerca de quinhentas espécies de micro-organismos, e a maioria deles essenciais a nossa saúde, como os dominantes *bifidobacterium* e lactobacilos.

(Observem que esses micro-organismos vêm se especializando por milhares de anos para conviver conosco, fazendo parte do que somos.)

Existem também em menor número os residuais, que são potencialmente patogênicos, isto é, com capacidade de causar doenças – *clostridium*, pseudomonas, entre outros.

Além dessas bactérias, habitam também nosso organismo, em menor número, fungos e leveduras que convivem bem entre si.

Quando há um desequilíbrio nessa flora, passando a predominar os "maus micro-organismos", que até então eram inofensivos, abrimos a porta para uma devastação na ecologia do organismo humano.

Quando esse desequilíbrio (disbiose) acontece por meio de mudanças quantitativas e/ou qualitativas desses hóspedes (micro-organismos), ocorrem mudanças nas atividades metabólicas pela não absorção de vitaminas, inativação de enzimas que prejudicam a digestão, desconjugação dos sais biliares, comprometendo a digestão e a absorção de gorduras, causando aumento de produção de substâncias cancerígenas, como as nitrosaminas, destruição da mucosa intestinal, aumentando sua permeabilidade e deixando passar para o meio interno, pela corrente sanguínea, toxinas, metais tóxicos, bactérias que geram inflamação, infecção, oxidação e todas as suas consequências. E, assim, todo o desastre é iniciado!

Por que ocorre esse desequilíbrio (disbiose), que pode se iniciar desde o nascimento?

— Bebês nascidos por cesariana têm maior propensão a alergias e doenças autoimunes, pois não passam pelo canal vaginal e deixam de receber as bactérias necessárias à boa saúde. Essas crianças não têm seus linfócitos, células de defesa, orientados ao que devem ou não tolerar.
— Crianças que não receberam as boas bactérias por meio do aleitamento materno.
— Ingestão de alimentos ultraprocessados, refinados, industrializados, pobres em nutrientes, ricos em carboidratos simples, farinhas refinadas e todos os tipos de açúcar.
— Aumento do estresse físico e emocional, que gera necessidade de alimentos mais ricos em nutrientes.
— Ingestão de antibióticos, agrotóxicos, fertilizantes contidos nos alimentos (carnes e vegetais).
— Pouca ingestão de fibras.
— Deficiência no consumo de alimentos *in natura*.
— Déficit de enzimas digestivas.
— Uso de medicamentos rotineiros como anticoncepcionais, anti-inflamatórios, remédios para azia (os "prazóis", bloqueadores da bomba de prótons), antibióticos, entre outros.

Como suspeitar se um indivíduo tem disbiose?

Quando tem intolerância ou alergias alimentares, apresenta má digestão crônica, faz dietas inadequadas, sofre exposição crônica a xenobióticos (tóxicos externos), tem o pH das fezes alcalino, tem doença inflamatória intestinal, como doença de Crohn e retocolite ulcerativa, tem síndrome do intestino irritável, utilizou antibióticos por mais de duas vezes no último ano ou alguma vez por mais de duas semanas, utiliza medicamentos já citados acima, ingere refrigerantes com frequência, tem consumo moderado ou alto de bebidas alcoólicas, tem síndrome metabólica (sobrepeso, obesidade, diabetes e hipertensão). Outros sinais que podem aumentar as suspeitas de disbiose são candidíase crônica, gases excessivos e com odor desagradável, dificuldade em manter o peso, refluxo gastroesofágico, alternância no hábito intestinal, diarreias inexplicadas, muco nas fezes, resfriados frequentes, doenças autoimunes, síndrome da fadiga crônica, fibromialgia, coceira anal ou vaginal (prurido), infecções de repetição, como amigdalites, sinusites, otites e infecções urinárias.

Somente no início deste século, e motivada também pelo Projeto Microbioma Humano, a ciência passou a dedicar mais atenção ao estudo desses micro-organismos, antes de passar ao tratamento com probióticos (bons micro-organismos) e prebióticos (as fibras que os nutrem). Ao final do livro, você encontrará vários estudos que confirmam a importância dessa visão terapêutica.

A seguir preparei um resumo da utilização de cada espécie de probiótico e suas principais indicações:

– **Lactobacilos *acidophilus*:** diarreias infecciosas ou por uso de antibióticos. Manutenção da flora intestinal, tratamento de doenças inflamatórias intestinais, acnes e aftas.
– **Lactobacilos *bulgaricus*:** melhora a intolerância à lactose, ajuda no controle de infecções intestinais, redução de colesterol e manutenção do sistema imunológico.
– **Lactobacilos *casei*:** melhora imunidade e regula o funcionamento gastrointestinal.
– **Lactobacilos *paracasei*:** aumento da imunidade, diarreias, síndrome do intestino irritável.
– **Lactobacilos *delbrueckii*:** melhora a imunidade, reduz intolerância à lactose e diminui a inflamação.
– **Lactobacilos *curvatus*:** auxilia no tratamento da obesidade e restabelecimento da flora.
– **Lactobacilos *gasseri*:** coadjuvante no tratamento da obesidade e diabetes.
– **Lactobacilos *helveticus*:** no tratamento do estresse, ansiedade e depressão.

– **Lactobacilos *johnsonii*:** proteção da pele contra os danos da radiação UV, aumenta imunidade e combate o *Helycobater pylori*, que causa gastrite e úlceras.
– **Lactobacilos *lactis*:** para constipação intestinal crônica e colite.
– **Lactobacilos *plantarum*:** redução do peso corporal, estresse, depressão, asma e rinite.
– **Lactobacilos *reuteri*:** tratamento do *H. pylori* (que causa gastrite e úlcera); aumenta a imunidade e ajuda na absorção de nutrientes.
– **Lactobacilos *rhamnosus*:** redução do peso corporal, proteção da pele, asma, intolerâncias alimentares e rinite.
– **Bifidobacterium *bifidum*:** para diarreia, controle do colesterol e rinite.
– **Bifidobacterium *brevis*:** redução do peso corporal, rinite, infecções por E. coli.
– **Bifidobacterium *lactis*:** melhora na imunidade em idosos, diarreia e constipação intestinal.
– **Bifidobacterium *longum*:** doença inflamatória intestinal, estresse e depressão.
– **Enterococcus *faecium*:** diarreia por rotavírus e aumento da imunidade.
– **Streptococcus *thermophilus*:** intolerâncias alimentares, rinite e depressão.

SUGESTÃO DE TRATAMENTO

Agora que você tem a indicação de cada "espécie", seu médico poderá escolher uma combinação de lactobacilos, de bifidobactérias e os demais que citei, de acordo com suas necessidades. Você pode ser tratado durante um período com um grupo e alterar esse tratamento em decorrência de qualquer outra situação. Respeitando sua individualidade bioquímica e necessidades, ele saberá escolher a melhor composição de probióticos e a melhor dosagem de cada um deles.

Costumo usar preventivamente uma fórmula de probióticos que mantém a permeabilidade intestinal, controla a proliferação de micro-organismos prejudiciais, diminui a inflamação crônica e modula o sistema imunológico.

Lactobacilos acidophilus .... 1-3 bilhões UFC
Lactobacilos rhamnosus .... 1-3 bilhões UFC
Lactobacilos bulgaricus .... 1-2 bilhões UFC
Lactobacilos casei .... 1-3 bilhões UFC
Bifidobactérias bifidum .... 1 bilhão UFC
Bifidobactérias longum .... 1 bilhão UFC
Bifidobactérias lactis .... 1 bilhão UFC
UFC (unidade formadora de colônias).

Utilizo uma dose diária em média por dois a seis meses para refazer a flora, em seguida prescrevo uma dose, três vezes por semana, de manutenção, com uso contínuo.

Gosto de manipulá-los em cápsulas gastrorresistentes, devido à maior chance de chegarem intactos ao trato digestivo inferior.

Alimentos para as boas bactérias

Agora chegou a hora de alimentarmos esses micro-organismos bons, para que eles se proliferem e restabeleçam a ecologia da floresta. Esses são os prebióticos (fibras).

Como fazer: seguir o capítulo 10 – "Nutrologia" –, ingerir muitos vegetais, pois são eles que contêm as fibras. Também é possível suplementá-las, e para isso existem vários prebióticos no mercado.

Fruto-oligossacarídeos (FOS), inulina, polidextrose, pectina, *psyllium*, goma acácia. Particularmente gosto muito deste *blend* para a manutenção:

FOS .... 200 mg
Inulina .... 200 mg

Goma acácia ....200 mg
Uma ou duas cápsulas ao dia.

Observação: muitas vezes, em casos de disbiose severa, no início poderemos necessitar do dobro dessa dosagem de prebióticos.

> "A interação dos milhões de genes da nossa microbiota com os poucos genes que constituem nosso corpo humano possivelmente é a chave que faltava para compreendermos mais sobre o funcionamento de todo o sistema, seja na saúde, seja na doença, seja na cura! No futuro otimizaremos essa comunicação com a retirada de micro-organismos nocivos e a recolocação de espécies próprias e necessárias a cada situação e a cada indivíduo."
>
> Agora acredito que tenha entendido a importância e o propósito deste capítulo.
>
> Não podemos pensar em manutenção da saúde ou iniciar o tratamento de qualquer doença que não tenha origem por aqui: intestino, o seu segundo cérebro!

12. MAGNÉSIO:

O MAESTRO DA ORQUESTRA

Começo este capítulo comentando um trabalho científico para enfatizar a importância desse mineral e abrir seus olhos para esse déficit que provavelmente também acomete você.
"A alta ingestão de magnésio está relacionada à baixa mortalidade."
(*Dietary Magnesium Intake is inversely associated with mortality in adults at high cardiovascular disease risk Journal of Nutrition* 2014; 144: 55-60.)
Evidências mostram claramente que o aumento da ingestão dietética de magnésio protege contra fatores de riscos cardiovasculares, incluindo diabetes *mellitus*, hipertensão arterial e síndrome metabólica.
"Não podemos esquecer também que previne osteoporose, câimbras, enxaquecas, cefaleias, tensão pré-menstrual, entre outras."
Várias metanálises anteriores, avaliação de diversos estudos clínicos, mostram que os níveis de magnésio no organismo eram inversamente associados ao risco de doenças cardiovasculares (quanto maior a concentração de magnésio em seu organismo, menor o risco de doença cardiovascular).
Entretanto, sabia-se pouco sobre a relação entre a ingestão de magnésio e a mortalidade por todas as causas. Mas esse trabalho, que comentamos agora, foi conduzido na Espanha com 7.216 participantes, homens e mulheres sem doença cardiovascular quando se inscreveram, mas sob alto risco de desenvolvê-la, porque, para participarem do estudo,

eles deveriam ser portadores de diabetes *mellitus* tipo 2 ou ter três ou mais fatores de risco que predispõem a doença cardiovascular, como:

– Histórico familiar de doença cardiovascular prematura
– Sobrepeso ou obesidade
– Tabagismo
– Hipertensão
– Colesterol total alto
– Colesterol bom (HDL) baixo

Esses pacientes foram acompanhados por cinco anos e divididos em dois grupos, um que recebia ingestão diária menor de magnésio (318 mg/dia) e outro que recebia uma ingestão maior (454 mg/dia).

Nesse período, foram registradas 384 mortes.

Resultados observados: pacientes com ingestão maior de magnésio tiveram redução de 37% no risco de mortalidade por todas as causas, quando comparados ao grupo de menor ingestão de magnésio.

A ingestão mais alta também foi inversamente associada a mortalidade cardiovascular e a mortalidade por câncer!

No geral, houve redução de quase 50% no risco de mortalidade nos pacientes com suplementação maior de magnésio.

Conclusão: o aumento da ingestão diária de magnésio poderia proporcionar benefícios à saúde desses pacientes.

Creio que a conclusão deveria ser assim: a suplementação adequada de magnésio é de fundamental importância para a saúde de todas as pessoas, seja para aquelas que estão predispostas às doenças, seja para as saudáveis, para que não adoeçam!

Você poderá entender melhor esse aspecto no decorrer deste capítulo.

A primeira coisa que gostaria de destacar é que o magnésio dosado quando o indivíduo faz o exame é o que se encontra na corrente sanguínea. No sangue, ele se apresenta em bons níveis invariavelmente, pois temos mecanismos para buscá-lo de seus locais de ação (células) sempre que necessário, o que significa que dentro das células ele está quase sempre faltando.

Teríamos que dosá-lo dentro da célula – chamado magnésio eritrocitário –, exame realizado em pouquíssimos laboratórios de análises clínicas.

Mas você pode estar se perguntando: e se eu comer muitos alimentos ricos em magnésio, não estaria tudo resolvido?

Não! Você ficará apenas um pouco melhor em relação a quem não ingeriu.

Entenda, o solo do nosso país, por não ser do tipo vulcânico, é pobre nesse mineral, assim como nossas águas e os vegetais plantados aqui.

Outro fator para essa escassez é que as plantas utilizam muito magnésio para poder respirar. Além disso, os adubos químicos NPK (nitrogênio, fósforo e potássio) não contêm magnésio. No sal de cozinha, por exemplo, que provavelmente você utiliza, o magnésio é retirado, para que fique mais seco e estabilizado. Por essa razão, sempre indico para os meus pacientes que usem o sal marinho integral.

Então, mesmo que você consuma alimentos ricos em magnésio, como vegetais, legumes, frutas, nozes, produtos à base de soja e grãos integrais, isso poderá não ser suficiente.

Há mais motivos para o seu nível de magnésio intracelular estar baixo.

A alimentação, para a maioria das pessoas, é composta por alimentos refinados e muita ingestão de açúcar. Alimentos refinados são pobres em magnésio, e, para processar cada molécula de água que ingerimos, nosso organismo utiliza muito desse mineral (magnésio).

Sem falar que a exposição tóxica diária também aumenta nossa necessidade de magnésio, assim como o estresse esgota nossas reservas. Você conhece alguém que não seja estressado hoje em dia?

Outros fatores, como consumo de álcool, utilização de medicamentos como contraceptivos orais, para hipertensão, antibióticos, cortisona, diuréticos, também interferem nas nossas reservas de magnésio.

Você precisa de mais argumentos para acreditar que esse é um problema que afeta quase todas as pessoas? Grande parte da população está deficiente desse mineral e não sabe, inclusive você!

Observação: já que 99% do magnésio no organismo estão dentro da célula, isso não torna muito fidedigna sua avaliação por meio de exame de sangue. Deveríamos dosar o magnésio eritrocitário, mas isso infelizmente é feito em pouquíssimos laboratórios.

> **Sinais e sintomas da deficiência de magnésio:**
> Constipação intestinal, hipertensão arterial e seu difícil controle, diabetes *mellitus*, câimbras, osteoporose, ansiedade, insônia, falta de energia, depressão, dores, enxaqueca, arritmias cardíacas, convulsão, déficit de atenção, hiperatividade, síndrome da fadiga crônica, fibromialgia, fadiga adrenal, pedras nas vias urinárias, asma, entre outros.
>
> O magnésio é o quarto mineral mais abundante do organismo, além de ser um eletrólito. Somos seres elétricos e precisamos dele como condutor. Sem ele, os músculos não respondem, não respiramos (musculatura acessória da respiração), o coração não bombeia sangue, nosso cérebro não recebe e envia sinais e não relaxamos os vasos sanguíneos. Participa de aproximadamente trezentas reações bioquímicas, é formador de enzimas dependentes de energia, necessário para desintoxicação hepática, formação de ossos, dentes etc.
>
> Agora que já expliquei a importância desse mineral para o bom funcionamento da nossa máquina, vamos colocar em prática um plano para manter níveis ótimos de magnésio.
>
> Para quem leu o meu primeiro livro, *Manual do proprietário*, escrevi ironicamente: "Drogue-se com magnésio!". Bem, vou ensiná-lo a manter os níveis ideais desse eletrólito no seu organismo.

Como manter níveis ideais de magnésio

– Dieta adequada seguindo o capítulo 10 – "Nutrologia".
– Dieta rica em vegetais, evitar alimentos refinados e açúcares.
– Controlar a ingestão de álcool.
– Evitar medicamentos que interferem nas reservas de magnésio, principalmente quem utiliza diuréticos cronicamente para hipertensão, inchaço ao redor dos olhos ou porque a aliança

está apertada no dedo. Esses medicamentos só devem ser usados nos pacientes que dependem de diuréticos para sobrevivência, por exemplo, aqueles com insuficiência cardíaca avançada.
– Controlar o estresse, com atividades físicas, *hobbies*, esportes em geral, psicoterapia, meditação, ioga, fé, oração e descanso.

Costumo prescrever aos meus pacientes uma suplementação diária, escolhendo a dose e o tipo da forma do magnésio individualmente para as necessidades de cada um.

Indico o magnésio aspartato ou magnésio dimalato em doses que variam de 400 mg a 1.200 mg/dia, quando, além de todos os benefícios do magnésio, quero também aumentar a energia do paciente.

Quando preciso desse magnésio dentro do cérebro, para enxaquecas, cefaleias, déficit cognitivo, dificuldades de concentração, indico na forma de magnésio treonato, pois nessa apresentação ele atravessa a barreira hematolicórica e age no cérebro. Indico entre 250 mg e 750 mg/dia.

Antes de seguir em frente com nosso manual, gostaria de deixar uma dica a todos que sofrem com prisão de ventre, que já foram bem orientados quanto a todas as formas de procedimentos necessários para melhorar esse sintoma, como alimentação rica em fibras, boa hidratação, atividade física, uso de *aloe vera* (aloína), e não obtiveram resultados.

Prescrevo magnésio na forma de hidróxido, que é pouco absorvível e por isso tem bom efeito laxativo, sem efeitos colaterais. Pode-se comprar o hidróxido de magnésio em qualquer drogaria e começar com uma colher de sopa à noite, antes de dormir, e ir aumentando se necessário essa dose, gradativamente, até que consiga o resultado almejado, ou seja, uma evacuação abundante e fezes não ressecadas.

No decorrer desta obra, você entenderá a importância desse mineral na prevenção de inúmeras patologias, como na produção do óxido nítrico e todas as suas funções.

*"Mantenha seu magnésio em níveis ideais
e toda a sua saúde vai melhorar!!!"*

13. ÓXIDO NÍTRICO:

O GÁS FABULOSO

Vou começar esse assunto com uma frase dita pelo Dr. Valentin Fuster no Congresso Americano de Cardiologia de 1998 (*American Heart Association*), que ele presidiu: "O óxido nítrico e suas funções são uma das mais importantes e recentes descobertas da medicina cardiovascular".

Ao ler este capítulo, você entenderá que ele é importante não apenas para a medicina cardiovascular, mas também para o organismo em geral, e saberá como mantê-lo em ótimos níveis, o que vai beneficiar sua saúde como um todo.

O óxido nítrico é uma molécula gasosa sinalizadora, importantíssima para o organismo dos mamíferos e humanos.

Veja as várias funções dessa molécula:

– Nos vasos sanguíneos, inibe a formação de trombos – prevenção do infarto do miocárdio e acidente vascular cerebral (AVC).
– Promove vasodilatação, melhora o fluxo sanguíneo e a oxigenação tecidual, isto é, a nutrição e oxigenação de todas as células. Protege o endotélio (camada interna das artérias) contra a formação de placas ateroscleróticas.
– Controla a pressão arterial.
– Atua no trato respiratório, promovendo a broncodilatação, manutenção da ventilação/perfusão e mobilidade dos bronquíolos para a eliminação de secreções.

– Nos rins, aumenta a perfusão glomerular (sangue que passa por esse órgão para ser filtrado).
– A ereção ocorre por esse gás, que dilata a circulação perineal para o enchimento dos corpos cavernosos. O aumento desse gás é o mecanismo de ação dos remédios para ereção, como as conhecidas pílulas azuis da felicidade (Tadalafil, Sildenafil, entre outras). Por falta desse gás, muitos homens não conseguem ereção com a utilização dessas pílulas.
– No sistema nervoso central, está relacionado a aprendizado, memória, controle da dor, controle visual e olfativo.
– No pâncreas, auxilia na secreção endócrina (insulina e glucagon) e exócrina (enzimas digestivas).
– No intestino, atua no fluxo sanguíneo, peristaltismos (movimentos intestinais) e proteção da mucosa.
– Age no sistema imunológico aumentando a imunidade, inibe a replicação viral e é antitumoral.
– Faz regeneração tecidual por meio da mobilização e diferenciação de células-tronco, que são liberadas da medula óssea e transformadas no que for necessário para a regeneração.

Por enquanto é o que conhecemos sobre os benefícios desse poderoso gás, mas acredito que ainda surgirão novas funções e descobertas sobre seu papel benéfico no organismo.

Vejam algumas consequências da insuficiência de óxido nítrico, e com isso a importância do reconhecimento na saúde e na doença:

– Hipertensão arterial, aterosclerose, tromboses (acidente vascular cerebral, infarto do miocárdio, doença arterial periférica).
– Disfunções sexuais.
– Alzheimer.
– Disfunção imunológica, aumento de proliferação de células cancerosas, pré-eclâmpsia, dificuldade para controle de diabetes, entre outras doenças.

– Com o envelhecimento, a queda na produção dessa molécula é brutal. No homem, começa a diminuir mais precocemente; por volta dos 30 anos, já produz 20% a menos. Com 40 anos, 50% do que produzia aos 20. Com 50 anos, perde 70% da produção, e com 60 anos, 80%, ou seja, produz só 20% em relação a quando era jovem.

As mulheres começam a diminuir a produção mais intensamente a partir dos 40 a 50 anos.

Como produzimos óxido nítrico

Por meio dos nitratos inorgânicos que ingerimos na alimentação, que sofrem os efeitos de bactérias benéficas da nossa flora bucal e se transformam em nitrito e, mais adiante, em meio ácido, onde sofrem uma redução e se transformam em óxido nítrico.

O segundo caminho para a formação dessa molécula é por meio dos aminoácidos L-arginina e L-citrulina, que, pela ação da enzima óxido nítrico sintase, transformam-nos em óxido nítrico.

> *"Mas não se preocupe com essa bioquímica toda, pois vou ensinar a você passo a passo o que faz diminuir a produção de óxido nítrico e como deve proceder para aumentá-la."*

Causas da diminuição na produção do gás

– Dieta insuficiente em nitrato.
– Falta de bactérias comensais na flora bucal que transformam o nitrato em nitrito pelo uso abusivo de antibióticos e enxaguatórios bucais.
– Hipocloridria: diminuição da produção de ácido clorídrico devido ao envelhecimento.

– Excesso de uso de medicamentos bloqueadores da bomba de prótons, usados indiscriminadamente para qualquer queixa de azia ou refluxo (omeprazol, lanzoprazol e todos os "prazóis" existentes no mercado).
– O envelhecimento diminui a eficiência da expressão da enzima óxido nítrico sintase, que transforma a arginina em citrulina, liberando óxido nítrico.
– O estresse oxidativo (excesso de radicais livres) leva embora o óxido nítrico no nosso organismo.

Como fazer para manter essa produção alta:
– Evitar o uso indiscriminado de antibióticos.
– Comer muitos vegetais crus, pois as fibras são prebióticas (alimentos para as bactérias boas).
– Diminuir o consumo de carne vermelha.
– Não utilizar enxaguatórios bucais.
– Investir no consumo de alimentos ricos em nitrato, como a couve, o espinafre, a beterraba, sempre crus. Por esse motivo, acrescentei a beterraba ao suco verde detoxificante, que ensino no primeiro livro. Agora o suco é vermelho.
– Não utilizar cronicamente os remédios para azia e refluxo que já comentei anteriormente.
– Estimular a produção de ácido clorídrico antes das principais refeições, com meio limão em meio copo de água, ou uma colher de sopa de vinagre de maçã ou betaína cloridrato.
– Usar antioxidantes (vitamina C, vitamina E, selênio, betacaroteno, ácido alfa-lipoico, resveratrol).
– Praticar atividade física moderada é um importante meio para se atingir esse aumento.

Indico ainda, para alguns pacientes que estão em condições clínicas mais delicadas, como hipertensos, diabéticos ou que já tiveram eventos cardiovasculares, a suplementação em sachê com os aminoácidos L-arginina, L-citrunina e magnésio. Também suplemento com nitrato de sódio em cápsulas preparadas especialmente para liberar essa substância somente quando for absorvido do intestino para a corrente sanguínea, pois é na corrente sanguínea que quero que ele se transforme em óxido nítrico.

Utilizo também um teste salivar no consultório chamado *Nitric Oxide Test Strips*. O que tenho observado, por incrível que pareça, é que raríssimos pacientes estão com níveis saudáveis de óxido nítrico e, por isso, cada vez mais recebem diagnósticos de diversas doenças, mais remédios, e têm menos qualidade de vida!

Aos diabéticos, uma atenção especial a esse gás!

O diabetes causa aumento da produção de estresse oxidativo na parede das artérias, com glicação (destruição, caramelização das proteínas, formação de produtos finais da glicação avançada AGEs), hiperglicemia e hiperinsulinemia. Todas essas situações levam à diminuição da expressão da enzima óxido nítrico sintase, necessária à produção do óxido nítrico, e ao mesmo tempo ao aumento do consumo do pouco óxido nítrico ainda existente.

Essa diminuição vascular da biodisponibilidade de óxido nítrico é que aumenta a severidade da doença cardiovascular nesses pacientes!

Esse é mais um mecanismo que predispõe o paciente diabético ao aumento da incidência de infartos, acidentes vasculares cerebrais e doença arterial periférica.

DIABETES = MENOS ÓXIDO NÍTRICO.
MENOS ÓXIDO NÍTRICO = MAIS DIABETES.
UM CICLO PERPÉTUO!

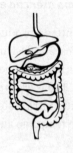

PARTE III | LIMPANDO

14. CARGA EXCESSIVA DE FERRO

Tudo em excesso faz mal. Você sabia que o ferro também entra nesse contexto?

O ferro é necessário para a produção de nossas células vermelhas sanguíneas, as hemácias, que têm como função distribuir o oxigênio para todas as células do nosso corpo, além de outras hemeproteínas.

Para entender melhor, o fígado produz uma proteína chamada ferritina, responsável por armazenar o ferro não utilizado pelo organismo. Essa proteína é hidrossolúvel e, por isso, presente no corpo todo. Ela consegue armazenar (prender) até 20% de ferro, para que este, por meio da sua oxidação, não danifique os lipídeos das membranas celulares, outras proteínas, o próprio DNA, por meio da reação de Fenton e Haber-Weiss, em que o ferro é oxidado dentro das mitocôndrias, gerando a destruição destas e déficit de energia e, por esse mecanismo, aumentando a probabilidade do desenvolvimento de todos os tipos de câncer.

Conseguir ferro na alimentação é muito fácil; no entanto, excretá-lo é muito difícil. Portanto, temos uma tendência natural de armazenar ferro.

Existe uma doença genética, a hemocromatose, que está associada ao aumento da absorção de ferro, mas felizmente a maioria das pessoas que têm sofrido as consequências desastrosas desse excesso não é portadora dessa síndrome. Arrisco dizer que provavelmente 90% ou mais dos indivíduos.

Temos observado, ao longo das últimas décadas, aumento da sobrecarga de ferro não relacionada à hemocromatose hereditária, mas sim nos pacientes portadores de síndrome metabólica (sobrepeso ou obesidade, hipertensão, diabetes *mellitus*, colesterol e triglicérides aumentados) e principalmente em pessoas com esteatose hepática (gordura no fígado).

A SÍNDROME DE SOBRECARGA DE FERRO DISMETABÓLICA ESTÁ PRESENTE EM 30% DOS PACIENTES COM ESTEATOSE HEPÁTICA!

O excesso de ferro (essa síndrome de sobrecarga) predispõe ao diabetes tipo 2, por alterar o metabolismo dos carboidratos, a função dos adipócitos (células de gordura), o funcionamento das células beta pancreáticas produtoras de insulina, levando ao aumento da resistência à insulina.

Predispõe ainda a doenças cardiovasculares, como infarto e acidentes vasculares cerebrais, devido ao depósito de ferro nas artérias, ocasionando recrutamento e ativação de macrófagos e oxidação na parede arterial.

Ocasiona também doenças hepáticas como cirrose e câncer de fígado, pelo grande estresse oxidativo nas células hepáticas.

Grande parte desse excesso de ferro se deposita no fígado, mas o restante vai para a tireoide (hipotireoidismo), os testículos (levando a hipogonadismo/andropausa), o pâncreas (diabetes) e as artérias (infartos e derrames).

Fatores que levam à sobrecarga de ferro:

– Excesso no consumo de carne vermelha.
– Cozinhar os alimentos em panelas de ferro.
– Suplementos de A a Z que contenha ferro.
– Múltiplas transfusões de sangue.
– Excesso de álcool.
– Doença renal crônica.
– Anemia hemolítica.
– Hepatite B e C.

Acho que ficou clara até aqui a importância deste capítulo.

Observação: pode-se apresentar ferritina elevada em qualquer processo inflamatório ou infeccioso, entretanto, sem estar com sobrecarga de ferro. É normal, nessas circunstâncias, a ferritina se elevar.

Como saber se estamos com a carga de ferro elevada?

Como 90% do ferro do organismo está depositado no fígado, pode-se indicar uma ressonância nuclear magnética (Ferriscan).

Particularmente, não utilizo esse exame, pois, além de ser um método caro, muitas vezes não coberto pelos planos de saúde, o resultado é presumível, ou seja, 90% das vezes é positivo.

Outra maneira é fazer biópsia hepática do fígado para observar o acúmulo de ferro no órgão. Novamente sou contra, por ser um método invasivo e com riscos.

Então, como devemos proceder? Em primeiro lugar, peça sempre ao seu médico que solicite exames simples, como ferro sérico, ferritina, saturação de transferrina e enzimas hepáticas.

Se a ferritina estiver elevada e a saturação de transferritina maior que 40%, iniciar o tratamento, que logo em seguida você poderá observar como é prático e o quanto pode auxiliar a equilibrar todo o metabolismo.

Mas, afinal, a partir de quanto devemos considerar a ferritina elevada?

Os laboratórios clínicos nos dão como referência valores normais para mulheres de 11 a 306 ng/ml, e para homens, de 24 a 336 ng/ml (nanogramas por mililitro).

Não lhe parecem muito elásticos esses valores de normalidade? Vários estudos vêm demonstrando que o máximo de 150 ng/ml é mais seguro. Por outro lado, vejo tendências ainda mais radicais, como afirmar que o ideal da ferritina é estar abaixo de 80 ng/ml! Sigo uma estratégia para mantê-la abaixo de 100 ng/ml e observo grandes melhoras nas condições clínicas dos meus pacientes.

Como realizo o tratamento:

Nos pacientes que podem ser doadores de sangue e que ainda não têm a ferritina extremamente elevada (acima de 300 ng/ml), oriento-os a diminuir o consumo de carne vermelha, doar sangue quatro vezes ao ano e retornar com novos exames. Se observo diminuição significativa, sugiro que continuem procedendo dessa maneira.

Nos pacientes que não obtiveram os resultados esperados, ou ainda aqueles que apresentam ferritina muito elevada ou alguma outra situação que os impeça de ser doadores, encaminho-os a um banco de sangue com um receituário solicitando que sejam feitas flebotomias terapêuticas (sangrias) para a retirada de 400 ml a 500 ml de sangue periodicamente, em intervalos quinzenais, até repetir os exames laboratoriais e conseguir os objetivos.

> *"Nessas condições, sempre indico aos pacientes a doação, afinal, estarão fazendo um bem ao próximo e muito mais a si mesmo."*

Para pensar:

Vejam como a natureza é sábia. A menina, quando entra na menarca, com aproximadamente 12 anos de idade, sangra todos os meses até os 50 anos em média, quando chega a menopausa, e então para de menstruar.

Observe a enorme diferença na incidência de doenças cardiovasculares (infartos e AVCs) entre homens e mulheres até aproximadamente 50 anos. Após essa faixa etária, a incidência se torna igual!

Observação: estar atento quanto às indicações de flebotomia ou doação sanguínea aos pacientes portadores de anemia. Nesses casos, devemos intervir para a diminuição da ferritina utilizando a homeopatia ou um quelante especial intravenoso para a retirada do ferro excedente do organismo.

Dados e estudos que demonstram os malefícios da carga excessiva de ferro no corpo

Estudo recente feito com 7.672 adultos chineses concluiu que o alto consumo de carne vermelha está associado à alta concentração de ferritina em homens e em mulheres menopausadas.

Como falei a vocês no capítulo sobre nutrologia, mais uma das diversas evidências contra o consumo excessivo de proteína animal, nesse caso a carne vermelha!

Dica importante: atenção às mulheres que, apesar de ainda estarem na menácme (fase reprodutiva), não menstruam pela utilização do dispositivo intrauterino liberador de hormônio (DIU, Mirena), ou utilizam anticoncepcionais de forma contínua, sem interrupção. Elas podem estar com carga de ferro aumentada e devem ser tratadas.

ALGUMAS REFERÊNCIAS BIBLIOGRÁFICAS QUE JULGO IMPORTANTES:
British Medical Journal. Dezembro de 2014. Prediabetes, elevated iron and all-cause mortality: a cohort study. Conclusão: o risco de morte por todas as causas em pacientes pré-diabéticos aumenta muito nos pacientes com carga de ferro alta.
Metanálise da Universidade de Cambridge analisou doze estudos com um total de 185.462 participantes. Concluiu-se que, para cada 5 ng/ml de ferritina a mais no organismo, o risco para desenvolvimento de diabetes aumentava 1%. Exemplificando: alguém com ferritina em torno de 800 ng/ml tem 80% maior risco de desenvolver diabetes quando comparado a quem tem 400 ng/ml.
Estudo coreano de 2013 que acompanhou dois mil pacientes masculinos durante quatro anos observou que os que tinham níveis elevados de ferritina apresentavam risco duas vezes maior de se tornarem diabéticos.

15. EXCESSO DE MEDICAMENTOS:

DROGARIAS VENDEM DROGAS

Uma das questões mais sérias hoje em relação à saúde diz respeito à automedicação e até mesmo à hipermedicalização. Mais do que um capítulo de orientação, este é um conteúdo de alerta a você, seus familiares e amigos. Em nossa cultura, é muito comum ir à farmácia e comprar sem problemas um remedinho para dor de cabeça, azia, prisão de ventre e para tantos outros sintomas. Lembra-se das "causas" das doenças? Pois é, enquanto se mascara um problema com remédios que fazem parte da caixa de medicamentos de casa, uma doença pode ser instalada ou agravada sem que se perceba. Se há um sinal, algo deve ser checado, porque um diagnóstico rápido permite uma cura rápida.

Esse é apenas um ponto. Outro ponto ainda mais importante é quando a medicalização diz respeito à própria indústria farmacêutica.

Sabe-se hoje que há duas epidemias em pleno crescimento no mundo – o tabaco e os medicamentos – e que, entre as três principais causas de morte no mundo, estão o câncer, as doenças cardíacas e o excesso de medicamentos. Sim, os medicamentos são a terceira causa de morte, e quem está por trás das pesquisas, da fabricação e da distribuição tem parcela nisso.

Importante leitura a respeito é o livro *Medicamentos Mortais e Crime Organizado*, do médico dinamarquês Peter C. Gotzche, que trabalhou por anos diretamente com a indústria farmacêutica e trouxe a público o que acontece nos bastidores, em repugnância a um modelo de saúde baseado em interesses corporativos e também pessoais.

Gotzche diz sabiamente: "Se as mortes por medicamentos fossem uma doença infecciosa, uma doença cardíaca ou um câncer causado pela poluição ambiental, haveria incontáveis grupos de pacientes arrecadando dinheiro para combatê-las e iniciativas políticas de longo alcance. Tenho dificuldade de compreender isso – como são medicamentos, as pessoas não fazem nada". Se olharmos para o combate das epidemias, entendemos que a ciência corre atrás de avanços. Basta avaliar a correria para a prevenção e tratamento de doenças como a aids, a tuberculose e a dengue, mas, quando se fala em remédios, não se faz nada a respeito. Há uma epidemia de medicamentos que poderia ser colocada sob controle, mas não depende de uma ou duas pessoas, e sim de órgãos que não criam leis que valorizem plenamente a saúde dos cidadãos e, quando agem, entram em embate com a indústria.

Os pacientes têm grande confiança nos medicamentos prescritos pelos médicos, exatamente por confiarem em quem os trata – e muitas vezes é isso que os cura. Eles não imaginam que, embora seus médicos possam saber muito sobre doenças, fisiologia e psicologia humana, sabem muito pouco sobre os medicamentos que não foram cuidadosamente preparados e embalados pela indústria. Por isso alguns itens são retirados do mercado todos os anos, e abre-se espaço a outras novas drogas consideradas melhores. Mas será que são mesmo?

O autor explica que a razão de se tomarem tantos medicamentos é que as empresas farmacêuticas não vendem medicamentos, e sim mentiras a respeito deles. Isso é chocante, não é? Porque o que se sabe de cada remédio é o que a empresa nos diz, afinal, há um grupo especializado nas pesquisas e na divulgação deles. E quem vai contestar esses resultados de anos e anos de estudos? Nesse ponto, os médicos têm o dever de observar os efeitos das drogas em seus pacientes e fazer desse um laboratório saudável e inteligente, orientando também os próprios pacientes a notarem os efeitos bons ou não em seu próprio organismo. Nesse caso, há um acompanhamento médico, com a prescrição temporária do remédio, mas ao lado dele há também outros, como os remédios vendidos sem receita médica, muito consumidos sem necessidade, e os também sob prescrição médica, que entram no orçamento dos pacientes para toda a vida. Porém, os efeitos colaterais de um acarretam outras drogas nesse "cardápio", e, pior, de tempos em tempos, os órgãos oficiais retiram do mercado uma marca ou outra porque novas pesquisas e o uso contínuo da droga demonstram reações nada salubres ao paciente. Ou seja, o que era para curar, muitas vezes, causa danos.

Um simples medicamento pode prejudicar sua saúde

Com o avanço da leitura, você já deve ter percebido que há outros meios para reduzirmos os medicamentos e seus efeitos colaterais, adotando um novo estilo de vida. Quando algo está fora de ordem no organismo, há bons remédios que devem ser utilizados e cujos efeitos devem ser acompanhados pelo médico, mas sabemos que há uma "epidemia" de automedicação que "resolve" o problema na hora, mas não para sempre. Sabe-se também que boa parte dessa "cultura" vem do meio publicitário, atendendo a pedidos da indústria farmacêutica, como se uma droga fosse um produto a ser consumido aleatoriamente, simplesmente indo-se às compras.

Não vamos entrar no mérito do que é crime no ramo da saúde, nem em casos relacionados às pesquisas referentes a medicamentos, mas vamos, sim, orientá-lo a respeito disso.

Os genéricos são exemplo de como os interesses funcionam. Eles contêm o mesmo princípio ativo que o remédio de marca, portanto, têm o mesmo efeito no tratamento de uma doença. "Alguns crimes consistem em manter fabricantes de genéricos fora do mercado quando a patente expira", afirma o autor do livro citado anteriormente.

A busca por substâncias importantes nessa indústria acontece da mesma forma e muitas vezes no mesmo laboratório, mas, para deter a patente e aumentar a adesão do corpo médico, campanhas maciças são realizadas na mídia e em congressos médicos. Genérico é apenas o nome dado ao princípio ativo que vai tratar a doença; o nome de marca é um nome de batismo dado a essa substância.

O efeito do medicamento, o efeito placebo e o curso natural da doença

Ao realizar uma pesquisa científica já com testes em humanos, dividem-se os voluntários em dois grupos, um que recebe a droga estudada e outro que é tratado com placebo. "Se tratarmos pacientes com depressão, na atenção primária, com um medicamento antidepressivo durante seis semanas, cerca de 60% deles irão melhorar. Isso parece um bom efeito. Entretanto, se tratarmos os pacientes com um placebo cegado que parece exatamente igual ao comprimido ativo, 50% deles irão melhorar. A maioria dos médicos interpreta isso como um grande efeito placebo, mas não é possível interpretar o resultado dessa maneira. Se não tratarmos os pacientes, mas os virmos outra vez depois de seis semanas, muitos deles também terão melhorado. Chamamos isso de remissão espontânea da doença ou seu curso natural." Há três razões principais pelas quais um paciente pode sentir-se melhor depois de ter sido tratado com um medicamento: o *efeito do medicamento*, o *efeito placebo* e o *curso natural da doença*. Os efeitos de medicamentos são determinados em relação ao placebo em ensaios controlados por placebo.

Uso racional e seguro dos medicamentos

Uma das exigências da União Europeia para propaganda diz que "ninguém deve divulgar uma propaganda de um produto medicinal relevante a menos que essa propaganda estimule o uso racional desse produto, apresentando-o de forma objetiva e sem exagerar suas propriedades". Isso não deve ser levado muito em consideração ao anunciar um produto e muito menos ao redigir uma bula, o que é feito com base na conclusão das pesquisas, não apenas na Europa, mas também em todo o mundo.

Olhe ao redor e veja a quantidade de estabelecimentos farmacêuticos abertos nos últimos anos. Essa não é uma tendência apenas brasileira. "Comercializar medicamentos é tão próspero que a força de vendas dos Estados Unidos dobrou em apenas cinco anos, de 1996 a 2001, e um artigo com título sugestivo de 'Traficantes de Medicamentos' descrevia que o retorno médio para cada dólar gasto em consultoria era de dez dólares", afirma Marcia Angell, ex-editora do *New England Journal of Medicine*. E diz mais: "Simplesmente não é mais possível acreditar em muito do que é publicado em pesquisa clínica nem confiar no julgamento de confiáveis médicos ou diretrizes médicas fidedignas".

Os incentivos financeiros que orientam o sistema de saúde impedem o uso racional, econômico e seguro dos medicamentos. O público acredita totalmente no que é divulgado a respeito, além de confiar em seus médicos, o que é natural.

Os clínicos gerais também confiam na indústria farmacêutica como sua principal fonte de informação. Estudo mostra que 86% deles relataram receber propagandistas de medicamentos, e, na Austrália, 86% deles tinham recebido um propagandista no mesmo período. Isso prova que, em qualquer parte do mundo, o questionamento deve ser feito de todas as formas. O autor diz ter tentado descobrir "quão caros podem ser os medicamentos em comparação com o benefício que oferecem".

A literatura médica tem histórias convincentes e reais sobre inúmeros tratamentos. A história traz o caso dos inaladores para asma. "Quando os inaladores chegaram ao mercado, na década de 1960, as taxas de morte por asma aumentaram na mesma proporção das vendas, e, depois que os reguladores advertiram a respeito do uso excessivo, ambas diminuíram de novo". A história se repetiu décadas depois, por uso excessivo dos medicamentos.

"O grande médico Willian Osler admiravelmente disse que seria bom para a humanidade e ruim para os peixes se todos os medicamentos fossem jogados no mar". Falava antes da revolução terapêutica, em meados do século 20, quando foram desenvolvidos a penicilina, outros antibióticos e muitos medicamentos eficazes, mas o Dr. Gotzche chega perto de concordar com ele e especula que ficaríamos melhor sem a maioria dos medicamentos psicoativos, cujos benefícios são pequenos, os danos são consideráveis e o volume da prescrição é maciço (prefácio feito por Richard Smith – *former edit-in-chief*, BMJ).

As pessoas que promovem a dependência de drogas ilícitas são consideradas párias inescrupulosos da civilização moderna. Em comparação, os promotores de medicamentos lícitos tendem a ser encarados como fornecedores de um bem social altruisticamente motivado, o que faz com que o comércio de medicamentos seja extremamente próspero em qualquer parte do planeta.

Os ensaios randomizados foram introduzidos para proteger-nos de muitos tratamentos inúteis no mercado, porém, também deram o poder de produção às empresas farmacêuticas, que os usam para conseguir aprovação de medicamentos de pouco ou nenhum valor, e que muitas vezes são bastante prejudiciais.

Em certa ocasião, uma pesquisa demonstrou que 70% dos cientistas da FDA não têm certeza de que os produtos aprovados sejam seguros e que 60% não confiam no monitoramento do órgão de segurança de medicamentos comercializados. Curiosamente, os cidadãos têm uma visão similar. Em recente pesquisa de opinião, 76% estavam preocupados, pois a FDA não comunicava questões de segurança de maneira eficaz. Essas preocupações não são em vão. Não menos que 51% dos medicamentos têm mudanças na bula devido a importantes preocupações de segurança descobertas após a comercialização; 20% dos medicamentos recebem novas advertências destacadas; e mais de um em vinte são retirados do mercado.

Todos os medicamentos vêm com uma longa lista de advertências e contraindicações, por exemplo, explicando tipos de pacientes, condições ou interações medicamentosas que tornam seu uso arriscado. Muitas vezes uma única propaganda em um periódico médico pode trazer vinte advertências para um único medicamento. Há relatos sobre as estatinas, sobre os emagrecedores, os antipsicóticos e os psicotrópicos.

"Passei a maior parte da minha vida profissional avaliando a qualidade de pesquisas clínicas, e acredito que seja especialmente ruim na psiquiatria. Os estudos patrocinados pela indústria são publicados seletivamente, tendem a ser de curta duração, delineados para favorecer o medicamento, e mostram benefícios tão pequenos que é improvável que compensem os danos em longo prazo", afirma Marcia Angell.

Os malefícios dos polifármacos

A maioria dos pacientes está em tratamento com diversos medicamentos, em especial os pacientes idosos. São os polifármacos! Da mesma forma que os reguladores, muitos médicos enxergam um problema de cada vez e, em geral, começam um tratamento por vez. Muitas vezes se esquecem de interromper um medicamento quando não é mais necessário, o que causa outros problemas.

Na verdade, sabemos ainda muito pouco sobre o que acontece quando os pacientes tomam muitos medicamentos, mas uma coisa é certa: eles podem afetar diversas funções corporais além da pretendida. O excesso de determinada substância pode ocasionar outros problemas, como as dores crônicas. Questione sempre seu médico sobre a necessidade de outro medicamento e comece a perceber melhor as reações do seu corpo.

Um ensaio randomizado citado por Peter G. mostrou que a redução de medicamentos diminuiu tanto a mortalidade como a hospitalização de pacientes, enquanto um estudo subsequente com setenta pacientes com número de medicamentos reduzido de 7,7 para 4,4 por pessoa mostrou que 88% relataram melhoria global na saúde, e a maioria teve melhora em funções cognitivas. Esse resultado é excelente!

Se, com o envelhecimento, o número de medicações aumenta, há algumas patologias em que isso também acontece, e o tratamento deve ser seguido à risca, para não haver riscos.

Medicamentos podem ser úteis para alguns pacientes. Não é para todos! Vamos usar com inteligência e fugir da hipermedicalização.

Precisamos, afinal, de quantos medicamentos e a que custo?

"Desperdiça-se dinheiro em medicamentos, embora os pacientes fiquem melhor sem eles."

A hipertensão é um bom exemplo. Também devemos considerar que as artérias enrijecem com o avançar da idade, e que reduzir a pressão arterial em excesso nos idosos pode levar a vertigem e quedas. Em um estudo em que idosos eram seu próprio controle, o começo da medicação anti-hipertensiva aumentou o risco de fratura de quadril em 43%.

Que doenças você poderia ter sem saber?

Exames de saúde levam a mais diagnósticos de doenças ou fatores de risco, que, por sua vez, levam a mais uso de medicamentos e mais danos.

A indústria farmacêutica e seus médicos remunerados não deixam nem as pessoas jovens e fortes em paz. Com a aplicação de diretrizes para doença cardiovascular, descobre-se que alta porcentagem de homens estava em risco dessas doenças aos 40 anos de idade. Isso em países considerados longevos.

A osteoporose é semelhante. O teste de densidade óssea só consegue predizer um sexto das futuras fraturas de quadril, mas, apesar dessas observações sérias, o exame tornou-se o padrão-ouro para decidir quais pessoas tratar. Em geral, os sites de consumidores de internet são patrocinados pela indústria e dizem que o exame é bom e prediz o risco de fratura, enquanto as organizações de avaliação de tecnologia de saúde dizem o oposto. O efeito dos medicamentos é pequeno, mesmo para mulheres com alto risco de fraturas: se cem mulheres que já tiveram uma fratura vertebral forem tratadas, uma fratura de quadril talvez seja prevenida. Digo isso porque diversos estudos sugerem que o tratamento de longa duração leva ao efeito oposto, um aumento nas fraturas de quadril, o que pode ser explicado pelo fato de que o osso novo induzido pelos medicamentos não tem a mesma qualidade que o osso formado naturalmente. Além disso, há pessoas que escutam que têm os ossos frágeis e param de praticar exercícios físicos, o que é uma má ideia, pois os exercícios fortalecem os ossos.

Informação X publicidade

O uso de medicamentos disparou. Na Dinamarca, por exemplo, usam-se tantos medicamentos que cada cidadão, doente ou saudável, ingerirá uma dose de 1,4 pílula diária. Embora muitos medicamentos salvem vidas, pode-se suspeitar de que seja prejudicial medicar nossas sociedades nessa dimensão, e irei comprovar que certamente é o caso.

Existe um risco de nossa sociedade ser medicada pelas mesmas drogas, em uma prescrição em série, como se um indivíduo fosse igual a outro. Boa parte da automedicação é ocasionada por propagandas externas e internas. De um lado temos os representantes farmacêuticos, que visitam os médicos e tentam convencê-los do uso de determinada droga (cabe a cada profissional de saúde avaliar todas as informações obtidas para seguir adiante); de outro lado temos a maciça campanha publicitária para remédios variados, com os campeões de vendas, como os para dor de cabeça, dores musculares, gripe, azia e má digestão. Os periódicos (jornais e revistas produzidos exclusivamente para a área médica) fazem parte desse contexto, mas também têm suas ressalvas.

Richard Smith, ex-editor do *The BMJ* (*British Medical Journal* – Jornal Médico Britânico), diz que os periódicos médicos são uma extensão do braço de *marketing* das empresas farmacêuticas.

A mídia divulga o que chega até ela, seja por universidades, seja por laboratórios, mas, de uma forma ou de outra, o produto final é entregue à população como o salvador. Assim, remédios são comprados sem prescrição médica, muitas substâncias ganham espaço como milagrosas e passam a ser consumidas sem orientação. Ano após ano, quantas novidades surgiram como benéficas e depois têm resultados contestados?

Como este é um capítulo com base em uma publicação que tanto elucida a respeito dos interesses da indústria, destaco um questionamento de Gotzche:

"Como permitimos que as empresas farmacêuticas mintam tanto, habitualmente cometam crimes e matem centenas de milhares de pacientes, e ainda assim não façamos nada? Por que não colocamos os responsáveis na cadeia? Por que tantas pessoas ainda são contra permitir que os cidadãos tenham acesso a todos os dados brutos de todos os ensaios clínicos e por que são contra desmontar o sistema todo e permitir que apenas acadêmicos que sejam funcionários públicos testem medicamentos em pacientes, independentemente da indústria farmacêutica?"

CASO CLÍNICO: PADRE JOÃO

Tenho um paciente, um padre, que vou chamar de Paulo, que acompanho há anos e que semestralmente se consulta comigo. Ele é jovem, tem 55 anos, é o responsável por uma diocese que abriga padres idosos e doentes.

Um dia, ao final da consulta, me falou sobre um padre idoso de 86 anos que chamarei aqui de padre João. Relatou que tinha grande estima por esse padre, e nos últimos anos o via definhando. Contou que o padre João estava muito apático, sem energia, passava o dia todo sentado ou na cama, só se levantava para ir ao banheiro, ao refeitório e ao aposento para dormir. Quase não se relacionava mais com a comunidade, e quando o fazia, era com péssimo humor. Não rezava mais as missas nem as frequentava. Após descrever a situação, me perguntou:

– Doutor, você acha que pode fazer algo por ele?

Respondi que sim e preparei uma solicitação de exames laboratoriais. Pedi que, quando trouxesse o padre em consulta, já viesse com os resultados desses exames, a enfermeira que cuidava dele e toda a relação de medicamentos que ele tomava e exames antigos que ele tivesse.

Após algumas semanas, chegaram ao consultório o padre Paulo com o padre João e a enfermeira Beth.

Padre João apresentava o seguinte histórico: era diabético e hipertenso de longa data, aos 70 anos fora operado de um câncer de próstata e fez prostatectomia total, a retirada total da próstata. Aos 75 anos, foi submetido a uma angioplastia com colocação de um *stent* (procedimento para desobstrução de uma artéria coronária, via cateterismo).

Durante a anamnese (entrevista), ficou claro seu estado depressivo, falou várias vezes sobre o desejo de morrer, apresentava cognição discretamente diminuída, provavelmente uma fase inicial de demência. Queixava-se de fraqueza, prisão de ventre, evacuava uma vez por semana com a ajuda de lavagens intestinais. Seu exame físico mostrava sarcopenia, isto é, diminuição da massa e fraqueza muscular – quase não tinha mais musculatura suficiente para manter o esqueleto em pé!

O coração, em ritmo normal (sinusal), tinha a frequência cardíaca de 48 batimentos por minuto, pressão arterial de 80/60 mm hg, descorado (discretamente anêmico) e desidratado. Exame dos órgãos abdominais e pulmonar sem grandes alterações, exceto a saturação de oxigênio baixa, em 90%.

Os exames laboratoriais iniciais mostravam:

– Hemoglobina em 11 g/dl (anemia).
– Baixa função da tireoide (o que é comum e ignorado nos idosos).
– Hemoglobina glicosilada em 5,8% (média da glicose sanguínea nos últimos 90 a 120 dias), por sinal bem controlada para um diabético.
– Glicemia de jejum em 70 ng/dl.
– Vitamina D3 igual a 12 (baixíssima).
– Colesterol total igual a 118 ng/dl.
– Triglicérides em 125 ng/dl.
– Função renal levemente diminuída.
– Função hepática discretamente alterada.
– Testosterona e DHEA praticamente zerados.
– PSA em 0,0.
– Pesquisa de sangue oculto nas fezes positiva.
– Eletrocardiograma com discreta alteração de repolarização ventricular, normal no caso de um paciente nessa idade e situação clínica.

Usava cronicamente "alguns" medicamentos, como o acetato de ciproterona, um bloqueador de testosterona para tratamento de câncer de próstata, contraindicado em pacientes com depressão, e cuja bula alerta sobre toxicidade cardiovascular. Para a hipertensão, tomava Captopril 100 mg ao dia e Atenolol 50 mg ao dia; para a proteção do coração, Sinvastatina 40 mg à noite, ácido acetilsalicílico 200 mg ao dia e Clopidogrel 75 mg ao dia, ambos para a prevenção de trombose. Além disso, tomava Fluoxetina 40 mg ao dia, Cataflan uma vez ao dia para dor nas costas; para o diabetes, tomava Glimeperida 4 mg ao dia e omeprazol 40 mg ao dia, para proteger o estômago de todas essas medicações!

Conversei com a enfermeira que gostaria de ajustar as medicações do padre João. Expliquei que ele estava com a pressão arterial e a frequência cardíaca muito baixas, além da glicemia, tudo excessivamente baixo. Quem poderia se manter em pé assim? Então tomei a decisão de diminuir os remédios para a hipertensão e diabetes para a metade da dose, pedi para retirar a estatina e suspender o ácido acetilsalicílico por causa do sangramento gastrointestinal e anemia. Suspendi também o omeprazol, o anti-inflamatório Cataflan, o acetato de ciproterona, e reduzi a Fluoxetina a 20 mg ao dia.

Orientei-a sobre a dieta adequada, hidratação, e obviamente não pedi para que fizesse caminhadas, pois, além do estado depressivo, mal conseguia ficar em pé. Mas indiquei que iniciasse fisioterapia três vezes por semana, tanto muscular como respiratória.

Associado a todos esses ajustes de doses excessivas e retirada de remédios desnecessários e danosos, tomei a seguinte conduta:

– Vitamina D 5.000 U.I/dia e outras vitaminas e minerais.
– Um sachê com 10 gramas de aminoácidos essenciais duas vezes ao dia. Uma cápsula de antioxidante e coenzima Q10, para otimizar a função mitocondrial.
– Para refazer a microbiota intestinal, prescrevi um *pool* de lactobacilos duas vezes ao dia.
– Indiquei um envelope ao dia por três semanas com alginato, pectina e cisteína, para desintoxicá-lo de tantas drogas.
– Fiz uma fórmula com triptofano, teanina, tirosina, *Mucuna Pruriens,* para aumentar a produção de serotonina, dopamina e gaba, para melhorar a neurotransmissão e o estado depressivo.
– Estimulei a função tireoidiana.
– Retirei o bloqueador de testosterona.
– Ômega 3 e uma cápsula com anti-inflamatórios naturais, em caso de queixa de dor (cúrcuma).

– No caso de queixar-se da falta do omeprazol, indiquei o bicarbonato de sódio, uma colher de café em meio copo de água, ou mastigar também uma cápsula de magnésia bisurada e uma cápsula com aloína e *fucus* à noite, para estimular a evacuação.

Pedi para que me mantivessem informado sobre os dados vitais (pressão arterial, frequência cardíaca, glicemia de jejum e pós-prandial) e a evolução clínica do padre João. Durante esse período, após cada contato com a enfermeira Beth, fazia alguns novos ajustes, diminuindo ainda mais algumas medicações. Durante a primeira consulta, havia solicitado novos exames laboratoriais, que deveriam ser apresentados no retorno, após 45 dias.

Quando o reencontrei na sala de espera, cinquenta dias após a consulta, vi um senhor sorridente que prontamente se levantou e me abraçou, como que me abençoando. Não estava pronto para a São Silvestre, mas já era outra pessoa.

Fui informado de que voltara a frequentar as missas quase todas as manhãs e que se sentia muito menos fraco e triste. Não falou durante toda a consulta, nem uma única vez, em morrer.

Em seu exame físico, a pressão havia melhorado, estava em 110/70 ng, sua frequência cardíaca em 65 bpm, a saturação de oxigênio havia subido para 94%. Seus exames laboratoriais após o tratamento também apresentaram avanços. A anemia melhorou discretamente, a hemoglobina subiu de 11 para 12 g/dl. A função tireoidiana melhorou bem, mas ainda precisava de um bom ajuste. A glicemia estava nos mesmos 80, a hemoglobina glicosilada estava a mesma! Não apresentava mais sangue oculto nas fezes, estava evacuando dia sim, dia não, sem uso de clisteres.

Bem, abreviando a história para você não se cansar de mim e do padre João, ele retornou novamente após sessenta dias. Retirei mais algumas drogas e iniciei uma reposição leve de testosterona em gel na pele, diariamente, apliquei mais alguns ajustes nas outras suplementações e fiz novas orientações nutricionais.

Passados mais quatro meses, o padre João estava caminhando trinta minutos ao dia, frequentava as missas todas as manhãs e voltara a rezar a missa duas vezes por semana, não usava mais antidepressivos e evacuava todos os dias. Convidou-me para a festa de noventa anos que a comunidade havia organizado para ele! Acredito que tenham entendido por que usei o caso do padre João para ilustrar todo este capítulo.

Imaginem quantos idosos, dentro de alguma diocese, casa de repouso, ou sozinhos o dia todo nos lares, estão na mesma condição do padre João e quantos poderiam ser beneficiados somente com o bom senso na utilização de drogas? Grande parte está utilizando cronicamente drogas em excesso por estar sem o acompanhamento médico ideal!

Observo com muita frequência este tipo de situação: idosos que não são acompanhados periodicamente, carregando e utilizando sacolas de remédios há décadas e que perderam anos de qualidade de vida, e a própria vida!

> Como ocorreu esse monstruoso monopólio dos medicamentos?
> Publicado no jornal da associação médica americana, e de acordo com o departamento americano de saúde e serviços humanos: "Os medicamentos são a terceira causa de morte no mundo; quinze mil americanos morrem mensalmente devido aos tratamentos médicos".
> Nos últimos cem anos, fomos levados a acreditar que as drogas são os únicos recursos dos quais dispomos e que nenhum outro método é capaz de curar. Isso é lei!
> No início do século passado, havia um equilíbrio na utilização de várias ciências, como naturopatia, homeopatia, quiropraxia, osteopatia, medicina convencional etc.

Isso ocorria, normalmente, até que Abraham Flexner, patrocinado pela corporação Carnegie, percorreu todos os EUA, de 1915 a 1920, visitando todas as escolas médicas e hospitais americanos.

Quando retornou com a lista completa de todas as instituições que utilizavam medicamentos (relatório Flexner) e a entregou aos Carnegies, que eram os donos dos laboratórios farmacêuticos, desde então os

Carnegies, junto aos Rockefellers, passaram a doar centenas de milhares de dólares a custo zero a essas escolas e hospitais para, assim, consolidarem essa trágica hegemonia.

Entende agora a habilidade do mal?

Sugiro que pesquisem sobre a denúncia feita pelo Nobel da medicina Dr. Richard J. Roberts!

16. INTOX E DETOX

As toxinas ambientais merecem a devida atenção

Acordo depois de ter me intoxicado por aproximadamente sete horas, por meio do amaciante de roupa, do lustra-móveis, dos limpadores para piso, do limpa-vidros, dos retardantes de chamas do colchão, cortinas etc.

Vou escovar os dentes e tem flúor no creme dental, no banho tem POPs (produtos poluentes orgânicos persistentes) no sabonete e no xampu; ao me secar, há produtos químicos na toalha de banho. Ao descer para tomar café, me intoxico com o coador de papel branco e o próprio café cheio de agrotóxicos. Enquanto esquento a água do café, preparo aquele suco de que sempre falo a vocês, com couve, maçã, gengibre e beterraba; muitas vezes, uso alguns desses componentes não orgânicos, portanto, mais agrotóxicos. Despeço-me da minha mulher, mais contaminação na maquiagem dela. Entro no carro e, a caminho do trabalho, encontro mais contaminação com *plasticisers*, retardante de chamas, frequências insalubres dos componentes eletrônicos, celular... Na hora do almoço, sempre com pouco tempo, faço uma refeição em algum *self-service* próximo a um dos consultórios; mais contaminação: agrotóxicos, panelas de alumínio ou outros revestimentos tóxicos. Sem contar as dioxinas e outras partículas aspiradas. Talvez você pense que deveríamos andar com equipamento de mergulhador, máscara e torpedo de oxigênio...

Lendo este capítulo, você vai compreender melhor por que a incidência de doenças crônico-degenerativas (obesidade, câncer, hipertensão, infartos, AVCs, diabetes, depressão, entre outras doenças) não para de aumentar. Vai também aprender como manter-se saudável por um período muito mais longo!

No *Manual do proprietário*, no capítulo 7 – "Tudo o que estraga a Máquina" –, mostrei a você o quanto a toxicologia ambiental afeta nossa saúde e do que o organismo necessita para expulsar esses tóxicos. Deixei claro que essa carga tóxica está envolvida na gênese de todas as doenças crônicas. Falei um pouco sobre alguns tóxicos a que somos expostos cronicamente, sobre os metais pesados e o que cada um causa no organismo, portanto, julgo importantíssima a leitura desse capítulo.

Agora, além de abordar novos aspectos da toxicologia ambiental, vou procurar ser mais enfático em relação aos riscos que representa a omissão de nossas autoridades de saúde e nossa medicina moderna em proteger-nos!

Imagine-se como uma grande lixeira, que vem se enchendo de lixos desde a vida intrauterina, através da placenta; depois, quando bebês, por meio do leite materno também contaminado; em seguida, na infância, adolescência e, por fim, na vida adulta.

Se você investir em uma boa alimentação, rica em fibras, antioxidantes, fitonutrientes, aminoácidos, que suprem de matéria-prima o sistema de detoxificação hepática e produção de antioxidantes naturais, de alimentos vivos, não refinados e industrializados, beber água suficiente e de boa qualidade, se exercitar, suar, manter sua permeabilidade intestinal íntegra, uma boa flora, em resumo, ter seu sistema de detoxificação ativo, vai levar mais tempo para essa lixeira se encher.

Agora, se você só ingere alimentos industrializados, refinados, é um desidratado crônico, sedentário, essa lixeira vai logo transbordar e ser jogada ao aterro ou incinerador (enterrado ou cremado)!

"Você vai adoecer e morrer em função da equação: quantidade de tóxicos que absorve, dividida pela quantidade de tóxicos que não consegue eliminar."

Então é imperioso procurar "se sujar" o menos possível e saber como se banhar muito bem!

Como a minha intenção não é fazer um tratado sobre toxicologia ambiental, vou passar a você formas interessantes pelas quais nos contaminamos e das quais talvez quase ninguém tenha conhecimento. Pois o consumo de cigarro, excesso de álcool, de medicamentos, drogas ilícitas... esses todos já sabem!

Atenção:

Em 2015, a Organização Mundial de Saúde, junto ao IARC (*International Agency for Research on Cancer* – Agência Internacional de Pesquisa em Câncer), divulgou o resultado de décadas de pesquisas: carnes processadas (embutidos) como salsicha, linguiça, presunto, bacon, carne enlatada, mortadela, salame etc. passaram a ser classificados pelo IARC como produtos cancerígenos do grupo I, a mesma classificação na qual se enquadra o cigarro! Espantado?

O IARC alertou também sobre o consumo de todas as carnes vermelhas, como boi, porco, cabrito, cordeiro, vitela, classificando-as no grupo II A (alimentos provavelmente cancerígenos).

O IARC ainda advertiu: cinquenta gramas por dia dessas carnes aumentam a incidência de câncer colorretal em 18%, informação endossada pelo Instituto do Reino Unido de Pesquisa Oncológica, da Universidade de Oxford.

Por isso, insisto com você: leia e releia o capítulo 10, sobre nutrologia! Só para relembrar algumas formas de toxidade de alimentos: as gorduras hidrogenadas e *trans* presentes em margarinas, todos os óleos vegetais para fritura (exceto azeite de oliva e óleo de coco), os corantes e conservantes presentes nos sucos artificiais, os sucos de caixinha, o xarope de milho rico em frutose presente em muitos produtos industrializados, o bromato do pãozinho francês, o mercúrio de peixes e frutos do mar, as aminas heterocíclicas (cancerígenas) das carnes muito assadas ou fritas e os produtos finais da glicação avançada da indústria. Enfim, essa lista poderia preencher várias páginas!

Vejamos agora como são embalados muitos desses produtos!

> Estudo realizado pela Dra. Laura Schaider (química ambiental), do Instituto Silent Spring, publicado na revista científica *Environmental Science and Technology Letters* em fevereiro de 2017, testou mais de quatrocentas amostras de 27 redes de *fast-food* nos Estados Unidos. Metade dos embrulhos de papel e 20% das amostras de papel-cartão usadas em embalagens para batatas fritas, pizzas, tacos, doces, hambúrgueres, continham substâncias perfluoroalquiladas e polifluoralquiladas (PFAS), associadas em inúmeros estudos anteriores a câncer, distúrbios da tireoide, supressão imune, baixo peso ao nascer e diminuição de fertilidade.

Observação: uma em cada três crianças americanas se alimenta de *fast-food* todos os dias.

Contaminação até para se lavar!

A água encanada que usamos para cozinhar, beber e nos banhar apresenta contaminação por agrotóxicos, resíduos de medicamentos expelidos pela urina, metais tóxicos, flúor, cloro e até alumínio. Isso mesmo, as estações de água de sua cidade utilizam sulfato de alumínio para tratamento da água.

Você percebe que até tomando banho estamos nos contaminando? Pois inalamos o vapor da água quente do chuveiro e absorvemos essas substâncias através da pele e mucosas. Na piscina e nas praias, ocorre o mesmo!

> *Folha de S. Paulo*, 21/12/2017
> "País tem 70% das praias impróprias para o banho em áreas urbanas."
> De 1.217 praias monitoradas pelo país, somente 43% estão em boas condições. Mais da metade, não, devido à quantidade de coliformes fecais, por deficiência na coleta de lixo e tratamento de esgotos e a poluição dos rios.

Vou lhe explicar um pouco mais sobre esses químicos industriais que chamaremos de xenobióticos, que significam substâncias químicas estranhas e perigosas à saúde de organismos vivos. Muitos desses químicos estranhos são conhecidos como POPs (produtos poluentes orgânicos persistentes).

São poluentes persistentes por resistirem à degradação fotolítica (pelo sol), biológica e química, e por esse motivo levam muitas décadas para biodegradar-se e desaparecer da natureza.

Muitos desses POPs são semivoláteis, podem viajar milhares de quilômetros pelo ar e se depositar pelos cinco continentes, além das nossas vias aéreas, pulmões e corrente sanguínea.

Grande parte desses POPs são substâncias lipofílicas, têm afinidade pela gordura, e se acumulam em tecidos gordurosos. Não estou falando da gordurinha da barriga ou glúteos, pois todas as membranas celulares são compostas de gordura; a bainha de mielina que reveste seus nervos também!

Essas substâncias estão presentes em toda a cadeia alimentar, facilitando assim o acúmulo no nosso organismo.

Desde a Segunda Guerra Mundial, estamos cada vez mais expostos a esses químicos. Aproximadamente 150 mil substâncias químicas foram registradas na *European Chemicals Agency* (www.echa.europa.eu). Sem a necessidade de estudos rigorosos quanto à toxicidade para a saúde, como acontece com os medicamentos, somente 20% desses químicos foram testados quanto a sua toxicidade!

VAMOS A ALGUNS MAIS CONHECIDOS E UTILIZADOS:

PCBs (bifenilos policlorados)

Existem mais de duzentas substâncias químicas que contêm de dois a dez átomos de cloro ligados ao bifenil (molécula formada por dois anéis de benzeno), muito utilizado em fluidos dielétricos em transformadores, condensadores e óleos de corte, lubrificantes hidráulicos, tintas, adesivos, entre outros. Contaminam o ambiente por vaporização de componentes que contenham PCBs, vazamento em transformadores, fumaça decorrente da incineração de produtos contendo PCBs, efluentes industriais e/ou esgotos despejados nos rios e lagos. Já foram banidos em diversos países, mas ainda contaminam todo o meio ambiente e estão presentes em plantas, carnes, peixes, leites e derivados.

Observação: peixes criados em cativeiros têm maior concentração de PCBs comparados aos peixes de origem natural.

Causam doenças de pele semelhantes à acne, são hepatotóxicos, alteram as funções reprodutivas, são disruptores hormonais e cancerígenos. Para se ter uma ideia, gestantes contaminadas com PCBs têm o desenvolvimento neurológico dos filhos afetado, podendo haver alteração de comportamento típico dessas crianças, levando a uma menor masculinização nos meninos e maior masculinização nas meninas! Pensaram o que pode significar isso? Sem falar que essa contaminação contribui no déficit de atenção e hiperatividade.

BFRs – *Brominated Flame Retardants* (retardantes de chamas)

São mais de 180 químicos diferentes contendo bromo, adicionados a plásticos e espumas, presentes em praticamente tudo ao nosso redor!

Alguns foram banidos na Europa em 2004, mas, ainda por muito tempo, continuarão contaminando a superfície terrestre e a água de grande parte do planeta. São hepatotóxicos, imunotóxicos, neurotóxicos, disruptores endócrinos da tireoide, e causam falsos efeitos estrogênicos.

Organoclorados

Mais de trezentos princípios ativos, em mais de duas mil formulações, são utilizados em várias culturas e países para infinitas finalidades.

O pesticida DDT, por exemplo, foi banido em boa parte do mundo na década de 1970, mas ainda é utilizado em países em desenvolvimento para controle do mosquito da malária. Portanto, todo o globo ainda se encontra contaminado, até a neve do Alasca!

Os níveis de organoclorados na água dos oceanos têm causado sérios problemas ecológicos. Golfinhos contaminados com DDT são encontrados em todos os oceanos. Estudos mostram a completa contaminação com esses produtos, desde sua presença no leite materno até o leite de vaca. Entre 1993 a 1995, foi realizado em Hong Kong um monitoramento dos níveis de pesticidas organoclorados em amostras de leite de vaca, e em diversas delas as concentrações desses metabólitos excederam o que o comitê considera como níveis de segurança, se é que existe algum (SHUKLA et al., 2001).

Esses pesticidas se acumulam em nosso organismo por via cutânea, digestiva e respiratória, causando alterações hepáticas, renais, cerebrais, no músculo cardíaco, na medula óssea, nas glândulas suprarrenais, além de causarem câncer, agir sobre nosso DNA, levar a puberdade precoce e ter atividade imunossupressora.

Dioxinas

Somam mais de 75 compostos químicos diferentes participantes de dois grupos, o policlorinato dibenzodioxinas e o policlorinato dibenzofurans. São formadas como subprodutos de numerosos tipos de atividades industriais e em todos os processos de combustão, queima de lixo, queima de florestas, pneus, incineração de lixo hospitalar, além de estarem presentes em papéis que passaram por processo de branqueamento. Tudo o que se utiliza do cloro e pesticidas gera dioxinas.

Acumulam-se em nossos tecidos adiposos e, mesmo em baixas quantidades, podem ser extremamente tóxicas. Podemos ter contaminação ocupacional (trabalho), acidental, mas a maior exposição ao ser humano advém da dieta, principalmente de carnes, laticínios, ovos e peixes, e causam má-formação fetal, câncer, diabetes e problemas respiratórios.

Mesmo que os parques industriais de todo o mundo parassem de utilizar o cloro e deixassem de produzir dioxinas, os seres humanos ainda precisariam de aproximadamente trinta anos para diminuir os níveis de contaminação em seus corpos!

PFCs – *Fluoropolymer coatings*

Grupo grande de substâncias químicas intensivamente usadas na indústria de tecidos, roupas, mobília, adesivos, embalagens de alimentos, revestimentos de panela, indústria automobilística... por ter grande poder de repelir água, sujeira e óleo, que são considerados surfactantes.

Em 2000 os Estados Unidos baniram a produção dessas substâncias, mas centenas de outros produtos tóxicos congêneres, contendo canais do grupo alquila, entraram no mercado.

Esses químicos são encontrados em rios, lagos e em vários animais terrestres e marinhos. A bioacumulação ocorre também em humanos, e essas substâncias são encontradas na corrente sanguínea ligadas a proteínas, e em vários órgãos, como rins, fígado, baço, bexiga e testículos.

PACs (químicos plásticos associados)

– **Bisfenol A:** usado há mais de cinquenta anos na produção de plásticos, resinas epóxi, na produção de papel, inibidor de polimerização para fazer polivinil utilizado em *compact discs*, mamadeiras, peças de carro, plásticos que são usados na produção de brinquedos, óculos, equipamentos de segurança, capas de chuva, garrafas PET, embalagens de alimentos etc.

– **Ftalatos**: grande grupo de compostos químicos para tornar o PVC (polivinil) mais flexível e menos quebrável. Esse tipo de *plasticizer* é encontrado em centenas de produtos, adesivos, detergentes, plásticos automotivos, roupas de chuva, brinquedos, entre outros. Alguns são usados também como solvente em perfumes, sabonetes, xampus... Esses químicos são disruptores endócrinos (hormonais), alterando o adequado funcionamento de todos os hormônios e seus receptores, criando resistência não só à insulina, levando ao diabetes, mas também em receptores de hormônios sexuais, ocasionando efeitos na reprodução humana e diferentes tipos de cânceres sensíveis a hormônios.

> *Can persistent organic pollutants and plastic-associated chemicals cause cardiovascular disease?* Podem os POPs e PACs causar doenças cardiovasculares? (*Journal of Internal Medicine* – Junho 2012; 271: 537-553).
>
> Durante a última década, a associação entre poluentes orgânicos persistentes (POPs), os principais bisfenóis policlorados, dioxinas e outros pesticidas e o risco de doenças cardiovasculares tem sido reportada em humanos. Mais recentemente, químicos plásticos associados (PACs), como bisfenol A e ftalatos, também vêm sendo associados ao aumento de incidência de doença cardiovascular. Muitos estudos foram realizados e evidenciaram claramente que o diabetes está associado aos POPs, e mostram também a ligação desses tóxicos com hipertensão, obesidade, dislipidemias, obviamente todos fatores de risco para doença cardiovascular (infarto do miocárdio, acidente vascular cerebral e doença arterial periférica).

O BRASIL SOZINHO CONSOME 20% DE TODO O AGROTÓXICO PRODUZIDO NO MUNDO."

O consumo de agrotóxicos no Brasil subiu de 170 mil toneladas em 2000 para quinhentas mil toneladas em 2014, mais de 130% de aumento em pouco mais de uma década!

Só o glifosato, conhecido como *Mata Mato* ou *Roundup,* é responsável por quase duzentas mil toneladas por ano, um campeão de utilização que está associado a diversos problemas, como diminuição da capacidade de detoxificação hepática por inibição do citocromo P450, diminuição dos níveis do aminoácido triptofano em todos os alimentos e, consequentemente, redução do neurotransmissor serotonina. Isso pode gerar ganho de peso, depressão, insônia e outras condições mentais como síndrome do pânico e transtorno obsessivo-compulsivo.

Por ser um xenoestrogênio, uma substância sintética que mimetiza a ação do estrogênio humano, ocasiona câncer de mama, de próstata, puberdade precoce, infertilidade, má-formação fetal, além de estar associado a autismo, doença renal crônica e distúrbios tireoidianos. Acham que essas desordens são suficientes para tirar o campeão de vendas do mercado? No Sri Lanka foi proibido em função de estudos que comprovaram as alterações renais, apesar de a gigante indústria produtora dessa substância contestar todos os estudos!

Observação: o glifosato é um herbicida, os outros são inseticidas.

E quanto ao sinergismo?

A atividade dessas centenas de milhares de substâncias químicas tóxicas, agindo conjuntamente em nosso organismo, gera novas substâncias ainda mais tóxicas e desconhecidas!

O que poderia desencadear alterações em nossa fisiologia? Quais doenças poderiam não ter origem nesse processo tóxico? A ciência não consegue analisar adequadamente nem as alterações causadas por essas substâncias isoladas, quanto mais suas interações.

"Esse é um grande desafio para a saúde e o futuro da vida e da raça humana no planeta."

E ainda nem falamos sobre tantas outras formas de contaminação, como as radiações iônicas e não iônicas, campos eletromagnéticos, micro-ondas, raios X, algumas ondas ultravioleta, energias insalubres que vêm do subsolo etc.

Acho que a leitura deste capítulo já está se tornando tóxica!

Que tal passarmos à fase detox e aprender o que fazer para diminuir o impacto de toda essa toxina em nosso organismo e em nossa saúde? Acredito ser absolutamente impossível praticar uma boa medicina sem se pensar em fazer uma diminuição brusca dessa carga tóxica!

"Toda prevenção e tratamento de doenças crônicas deveria começar pela detoxificação."

Detoxificação: como eliminar as toxinas

No transcorrer deste livro, você já aprendeu as técnicas mais importantes para controlar toda essa toxidade. A começar pela diminuição, sempre que possível, da exposição a esses tóxicos. Escolher a água que vai beber e hidratar-se muito bem, pois, afinal, precisamos do "solvente planetário" para ajudar todo o sistema de detoxificação a funcionar. Lembra quando, no *Manual do proprietário*, expliquei que não lavamos o carro com chás, sucos ou refrigerantes? Sim, apenas com água. Você tem as informações corretas no capítulo de água, então, por favor, água pura, "H_2O", sem resíduos de agrotóxicos, de medicamentos, e sem micro-organismos.

E quanto à alimentação? No capítulo 10 – "Nutrologia" –, mostrei como escolher os melhores nutrientes, vivos, ricos em energia vital, muito mais vegetais. Evitar os antinutrientes frequentemente presentes nos alimentos processados. Você já aprendeu o que são antinutrientes: qualquer açúcar, sal refinado, gorduras ruins e farinhas refinadas etc. Dessa forma, é possível manter o sistema imunológico e de detoxificação ativo.

Se e quando possível, consuma vegetais orgânicos, e, quando consumir proteínas animais (em pouca quantidade), dê preferência a animais que foram criados naturalmente, de forma orgânica e com certificação.

Dicas para diminuição da carga de agrotóxicos e micro-organismos de vegetais (frutas, verduras, legumes), quando não forem orgânicos:

1. Lavá-los muito bem com água corrente e com a utilização de uma escovinha.

2. Deixá-los de molho em uma solução de bicarbonato de sódio por quinze minutos. Depois lavar novamente em água corrente. Usar uma colher de sopa de bicarbonato de sódio para cada litro de água (fonte: *Journal of Agricultural and Food Chemistry*).

3. Para desinfecção de micro-organismos, deixar de molho, em uma solução de peróxido de hidrogênio a 3% (água oxigenada), por quinze minutos, e depois enxaguar novamente em água corrente. O peróxido de hidrogênio a 3% deverá ser manipulado em farmácia de manipulação, e deverá ser utilizada uma colher de sopa para cada litro de água. Esse

procedimento deve ser feito também em produtos orgânicos, até porque nesse caso eles contêm uma carga maior de micro-organismos, pelo não uso de agrotóxicos. Como percebem, estamos entre a cruz e a espada!

Outra dica importante: levante-se da mesa ou pare de comer quando achar que ainda comeria mais 20%! Coma 20% a menos do que costuma fazer, pois isso vai baixar a carga tóxica em 20%! Além disso, algo que é muito bem documentado na medicina é o fato de a restrição calórica prolongar a vida de animais e humanos!

E por falar em comer menos, por que não falar um pouco sobre não comer?

Sabe quem foi o ganhador do prêmio Nobel de Medicina no ano de 2016? Foi o cientista japonês Dr. Yoshinori Ohsumi, com o tema "autofagia".

Quando ficamos um período em jejum, acionamos esse mecanismo celular (autofagia), fazendo com que as células comam as próprias organelas e proteínas velhas, gerando a formação de estruturas novas, prolongando a vida celular, como se estivesse realizando uma reciclagem.

> *"Jejuar é uma forma milenar e praticada por diversas religiões."*

No *Manual do proprietário*, citei duas técnicas que utilizo na vida médica há décadas e com excelentes resultados. A primeira seria escolher um dia por semana, de preferência as segundas-feiras (pois geralmente se exagera nos finais de semana), e passar o dia com muita água, sucos de frutas pobres em frutose, sucos de verduras e chás, obviamente sem açúcar.

A segunda forma é uma dieta a ser praticada por três a cinco dias, periodicamente, ou seja, uma vez por mês. Jejuar é uma potente técnica para baixar a carga tóxica do seu corpo, restabelecer seu peso e melhorar toda a sua saúde.

Após verificar o trabalho do Dr. Yoshinori Ohsumi em 2016, passei a incentivar muitos pacientes a fazer o jejum intermitente.

O jejum, além da façanha maravilhosa que é ativar a autofagia, melhora a sensibilidade à insulina e à leptina (hormônio relacionado ao controle do apetite, diminuição da glicose no sangue e estimulação da utilização da gordura para gerar energia). Além disso, previne a síndrome metabólica (aumento de peso, diabetes tipo 2, hipertensão, aumento de triglicérides etc.), diminui a inflamação, diminui a esteatose hepática (doença gordurosa do fígado não alcoólica) e a esteatose pancreática.

A restrição calórica, é sabido há mais de cinquenta anos pela ciência, diminui a expressão de genes associados ao envelhecimento e aumenta a biogênese mitocondrial (formação de novas mitocôndrias, corpúsculos celulares responsáveis pela nossa produção de energia), ampliando a biodisponibilidade de energia celular. A restrição calórica aumenta a expressão de proteínas de choque térmico (chaperonas moleculares), que está vinculada a uma correta formação proteica (antienvelhecimento). Estimula as sirtuínas, que são um conjunto de enzimas relacionadas com o estímulo ou silenciamento de genes relacionados com a longevidade celular, o aumento do controle do estresse oxidativo, com a diminuição da velocidade de encurtamento dos telômeros – consequentemente, com a preservação de todos os tecidos do organismo.

Então como procedermos para obter todos esses benefícios da restrição calórica?

Podemos optar por vários tipos de jejum intermitente, de dezesseis, dezoito, vinte horas...

Seja qual for o orientado a você, o importante é entender como esse mecanismo funciona. É imperioso baixarmos drasticamente a oferta de carboidratos simples – você já aprendeu o que são (açúcares, farinhas refinadas, arroz branco, frutose).

Utilizar alimentos de baixo índice glicêmico, carboidratos complexos, verduras, legumes, grãos integrais, pouca proteína animal, para reduzir a quantidade de insulina no sangue. Isso é necessário para reensinar nosso corpo a produzir energia por meio da gordura (cetonas), a forma como fomos programados há milênios, e que a indústria alimentícia e seus distribuidores ou supermercados – e a desinformação científica de que deveríamos comer de três em três horas – nos fizeram esquecer!

Sugiro inicialmente uma transição suave e saudável, a cada semana introduzindo melhores hábitos alimentares, como oriento no capítulo 10, melhorando passo a passo a forma de abastecer seu corpo, trocando péssimos hábitos alimentares por melhores escolhas, para depois passarmos à maestria!

Vamos imaginar que o passo acima você já deu, então lhe proponho iniciar um jejum intermitente de dezesseis horas uma vez por semana.

Como proceder

Você vai jantar hoje às vinte horas e só voltará a comer amanhã às doze ou treze horas, no almoço, portanto ficará dezesseis ou dezessete horas só consumindo água, chás, café, limonada, sucos de verduras (sem frutas), todos sem açúcar. Não poderá ingerir macronutrientes, como carboidratos, proteínas ou gorduras. É importante que se hidrate bem. Não se preocupe, pois não vai mudar muito a sua rotina; imagine que está somente pulando o café da manhã.

Se você fizer a transição que falei acima, provavelmente não vai sentir nada. Se sentir qualquer mal-estar, é porque seu organismo ainda não conseguiu virar a chave para produzir energia por meio de gordura. Se você costuma fazer atividade física pela manhã, nas primeiras vezes em que estiver fazendo o jejum, diminua pela metade a intensidade dos seus treinos até que seu organismo aprenda de vez a virar essa chave.

Observação: também não perderá massa muscular, só perderá gordura.

No caso de um paciente com sobrepeso ou diabético, por exemplo, posso iniciar com uma vez na semana, chegando a três vezes, não mais. Inicie e persevere nesse processo, com a orientação do seu médico ou um nutricionista especializado.

Suar uma camisa por dia

Além do que leu no capítulo 9 sobre o oxigênio, quando faz atividade física você sua, e isso é importante na detoxificação. Veja o trabalho abaixo:

"A sauna como valiosa ferramenta clínica para doença cardiovascular, doenças autoimunes, doenças induzidas por toxidade ambiental e outros problemas crônicos de saúde."

Existem inúmeros estudos clínicos mostrando os benefícios da detoxificação obtidos pela utilização de saunas periódicas.

Você conhece algum spa de detoxificação que não se utiliza dessa ferramenta?

Só para ter uma ideia, a Finlândia, com uma população de aproximadamente cinco milhões de habitantes, tem quase um milhão de saunas!

Existem vários tipos de saunas, secas, úmidas, de infravermelho. Se pudesse escolher um tipo para indicar a você, em primeiro lugar seria a de infravermelho, em segundo lugar a seca, e na periodicidade de uma a duas vezes por semana.

Mas por que não a úmida? Se tivesse a certeza da procedência da água que gera o vapor para aquecê-la e que você iria inalar e absorver através da pele e mucosas, não teria problema em utilizá-la.

Observação: não indico saunas a gestantes no primeiro trimestre da gestação, pois existem estudos sugerindo a possibilidade de má-formação congênita pelo calor.

"A cada vez que sair da sauna e tomar uma ducha, utilize uma toalha limpa para se esfregar e enxugar; não reutilize a toalha anterior, pois estará com toxinas em forma concentrada."

Deve iniciar com pouco tempo, aumentar progressivamente, nunca excedendo quinze minutos de duração por sessão. Gostaria também que tivesse a anuência e o acompanhamento do seu médico. Em alguns casos, sugiro a manipulação de minerais como magnésio e potássio para serem utilizados antes e/ou após as sessões.

Lembra-se do capítulo sobre o intestino, no qual cito que ele faz a interface de tudo que vem do meio externo (pela boca) e tudo que vai entrar para a corrente sanguínea e todo o organismo, ou vai ser mandado para o esgoto ou destruído por nossas boas bactérias?

É fundamental reler e compreender que é necessário manter a permeabilidade intestinal (barreira), as enzimas digestivas, a microbiota etc. em ótimas condições.

Sem esse "segundo cérebro" funcionando de forma adequada, você simplesmente vai continuar se intoxicando e reintoxicando de modo contínuo.

No *Manual do proprietário*, mostrei como fazer a limpeza do intestino grosso, o enema de retenção e a hidrocolonterapia. Dê uma olhada para relembrar!

Cuidando da toxidade dos parasitas

Gosto de utilizar "antibióticos naturais" em ciclo, normalmente uma vez ao ano, como extratos de alho, berberina, gengibre etc. Vejam a seguir este estudo:

Extratos de plantas com ação *in vitro* contra bactérias patogênicas como *Staphylococcus aureus*, *Escherichia coli*, *Pseudomonas aeruginosa*.

Plantas essas: *Rosmarinus officinalis*, *Bidens pilosa*, *Ocimum gratissimum*, *Cymbopogon citratus*, *Sida rhombifolia*, *Leonotis nepetaefolia*, *Salvia officinalis*, *Origanum majorana*.

"Avaliação *in vitro* da atividade antimicrobiana de espécies de plantas medicinais." (Kimiyo Shimomura, Leandra Parzianelo, Simone Werner e col. (arq. saúde)).

Outro fitoterápico eficiente contra a bactéria clamídia, causadora de inúmeras patologias, desde tosse crônica até doenças cardiovasculares, é o *Bitter mellon*.

Em relação aos vermes intestinais, gosto de utilizar como tratamento natural o *Hydrastis canadensis*, conhecido também como *Goldenseal* ou *Yellowroot*, rico em um alcaloide berberina, com poder vermífugo e antibiótico natural.

Quando opto pelo tratamento alopático, tendo o exame de fezes positivo para algum verme, utilizo o vermífugo respectivo. Quando não tem o resultado positivo, o que ocorre na grande maioria das vezes, procedo a uma desvermifugação geral, que consiste na utilização de Albendazol, um comprimido por três dias consecutivos, e o quarto comprimido uma semana após o último.

Protocolo da Dra. Hulda Clarck para parasitas intestinais

Manipular:

Tintura-mãe – Cravinho (*Caryophyllus aromaticus*) .... 50 ml

Absinto (*Artemisia absinthium*) .... 50 ml

Berberisvulgaris .... 50 ml

Tomar vinte gotas de cada frasco em meio copo d'água nas três refeições, por quinze dias. Associa-se uma cápsula de óleo de orégano três vezes ao dia, por quinze dias.

Observação: a oxigenoterapia ativada, como a ozonioterapia, é também poderosa ferramenta antiparasitária (fungos, vermes, vírus e bactérias).

Sistema linfático: importantíssima via de detoxificação

Como mantê-lo em boas condições e menos tóxico:
– Boa hidratação.
– Atividade física.
– Drenagem linfática periódica.
– Infravermelho longo.
– Particularmente gosto muito da utilização da homotoxicologia alemã (*Lymphomyosot*).

Detoxificação renal

– Manter boa hidratação.
– Fazer dieta alcalina e pobre em proteína animal (vide capítulo 10).
– Usar medicações anti-homotóxicas alemãs (homeopatia).

Prescrevo também por duas semanas, uma ou duas vezes ao ano, quando necessário, uma cápsula três vezes ao dia contendo os seguintes fitoterápicos: uva-ursi, cavalinha (*Equisetum arvense*) e *Taraxacum officinale* (dente-de-leão).

Detoxificação hepática

> *"Este órgão trabalha para eliminar as substâncias tóxicas, inclusive os medicamentos."*

As toxinas lipossolúveis precisam ser transformadas em substâncias intermediárias (hidrossolúveis). Essa é a primeira fase hepática de detoxificação exercida pelo conjunto de proteínas conhecidas como do citocromo P450. Nessa fase, as toxinas passam por alguns destes processos químicos: oxidação, redução, hidrólise, hidratação ou halogenização.

Uma vez transformadas em outras substâncias, agora hidrossolúveis, vão para a segunda fase, de detoxificação hepática ou "fase de conjugação", em que passam por uma destas reações: sulfatação, glucoronidação, *glutation* conjugação, acetilação, metilação ou amina e ácidoconjugados.

Uma vez ocorrida essa segunda fase, vem a terceira, que é a de excreção ou via bile (fezes), ou via sangue e filtragem renal – urina.

Até aqui há muita teoria e química, o que acho que não interessa muito a você. Agora quero que preste muita atenção para aprender a otimizar esse trabalho hepático! É importante saber que essas fases hepáticas têm que trabalhar em sincronia; se uma fase for mais acelerada ou retardada em relação à outra, produtos mais tóxicos do que os originais podem ser gerados! Fique de olho no que acelera ou desacelera a fase I do citocromo P450 e nos nutrientes necessários para a realização de todo esse processo.

São aceleradores da fase I (citocromo P450): álcool, arsênico, bloqueadores da bomba de prótons ("prazóis" da vida) e outros medicamentos como corticoides, anticonvulsivantes, Rifampicina (antibiótico) etc. São inibidores da fase I: mercúrio, chumbo, alguns antibióticos (cloranfenicol, tetraciclina), antidepressivos etc.

Até aqui considero que devam ficar claros alguns aspectos: obviamente existem antibióticos de uso inevitável, assim como pacientes reumatológicos que necessitam cronicamente de corticoides. Mas muitas drogas de uso crônico, como os "prazóis" e os antidepressivos, podem ser retiradas e trocadas por substâncias menos tóxicas. Outro aspecto importantíssimo, como citei acima, é manter os metais tóxicos longe do seu corpo. Falei sobre eles e as formas de quelá-los (eliminá-los) no *Manual do proprietário*. Mesmo assim, até o final deste capítulo, vou passar uma fórmula que gosto de prescrever para essa finalidade.

Nutrientes necessários para que o fígado possa processar toda essa toxina:

Para a fase I: *Glutation* (tripeptídeo formado pelos aminoácidos cisteína, glicina e ácido glutâmico), então suplementá-los.

Todos os componentes do Complexo B (riboflavina, niacinamida, piridoxina, ácido fólico e metilcobalamina), além de fosfatidilcolina, isotiocianatos e sulforafanos (vegetais crucíferos), bioflavonoides, picnogenol, coenzima Q10, resveratrol, alho, cebola, silimarina etc.

Observação: essa fase gera grande produção de radicais livres, por isso é necessária a suplementação de antioxidantes como vitamina C, E, A e ácido alfa-lipoico, além dos minerais selênio, zinco, cobre, manganês e molibdênio.

Para a fase II: aminoácidos (glicina, glutamina, cisteína, taurina e metionina), metiocobalamina (B12), cálcio-D-glucarato e inositol.

Sugestões de formulações detoxificantes

Pectasol®...500 mg a 2 g
Alginato...200 mg a 500 mg
N-Acetilcisteína..500 mg a 1 g

*Manipular 20 sachês
Forma de uso: tomar um sachê em jejum ou antes de dormir; tomar por cinco dias e parar dois. Esse procedimento vai durar quatro semanas, e poderá ser repetido uma ou duas vezes ao ano.

A pectina cítrica, juntamente com as algas, diminuem a absorção e a bioacumulação de metais tóxicos, auxiliando sua eliminação via intestinal.

Psyllium: fibra que auxilia também na absorção e eliminação de metais tóxicos.

Glutationa reduzida a 50 mg em tabletes sublinguais: sorver um tablete sublingual duas a três vezes ao dia. Indicaria a todos diariamente, o ano todo! Provavelmente o mais poderoso detoxificante e antioxidante de todo o sistema. Falei a você bastante sobre essa substância no *Manual do proprietário*.

Quanto aos metais tóxicos, existem várias formas de eliminá-los. Quelantes orais (DMSA – ácido mercaptosuccínico) via retal, supositórios de EDTA, via endovenosa EDTA, DMPS etc.

Pode ser feito também por meio de equipamentos de biorressonância e com fitoterápicos como o *Coriandrum Sativum*.

Um médico qualificado em medicina funcional deverá avaliar qual o melhor método a ser aplicado a cada caso.

Pesquise sobre o estudo TACT, realizado pelo governo americano com um número enorme de pacientes nos Estados Unidos e no Canadá que haviam sofrido infarto no miocárdio. Esse estudo comparou os resultados da utilização da quelação endovenosa com EDTA com os do grupo controle, que recebia somente soro fisiológico como placebo.

Vocês ficarão perplexos com o desfecho desse estudo!

Por fim, gostaria que se protegessem do alto grau de poluição das radiações iônicas, que todo celular e vários aparelhos eletrônicos nos emitem, pois todos sofremos muito as consequências disso. Existem dispositivos que bloqueiam essas radiações maléficas que já deveriam vir incorporados de fábrica nesses equipamentos. Sugiro que pesquisem por esses dispositivos antirradiação na internet e os utilizem.

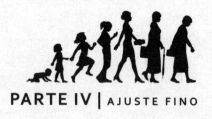

PARTE IV | AJUSTE FINO

17. MODULAÇÃO HORMONAL SEXUAL

ESSE É UM ASSUNTO SERIÍSSIMO E QUE MERECE TODA A ATENÇÃO E CUIDADO, MAS, QUANDO APLICADA COM BOM SENSO, A MODULAÇÃO HORMONAL PROMOVE A SAÚDE E DIMINUI A VELOCIDADE DO ENVELHECIMENTO.

Em 2017, participei de um *workshop* realizado por um médico europeu considerado um dos mais importantes nomes da área de terapia de reposição hormonal. O profissional em questão foi, ou ainda é, presidente da Sociedade Mundial de Medicina Antienvelhecimento, e veio ao Brasil por meio da indústria de importação de suplementos para divulgar seus produtos.

No meu caso, fui um dos convidados a participar desse *workshop*, realizado em um enorme teatro em São Paulo, com a presença de mais de mil médicos. No dia seguinte, soube que o mesmo número maciço de profissionais também lotara o teatro para assistir à palestra.

Algumas informações apresentadas foram muito interessantes, mas certos aspectos me chamaram a atenção, e gostaria de comentar com você. Os profissionais de saúde presentes no evento eram muito jovens, atléticos e bem trajados. Pelas características, tive a sensação de que eram em grande parte da área de medicina estética, medicina esportiva e medicina antienvelhecimento. Durante todos os intervalos (o *workshop* durou o dia todo), só me encontrei com dois ou três colegas contemporâneos.

Ouvi o palestrante abordar que, para os homens, rotineiramente, deve-se iniciar a reposição hormonal com testosterona a partir dos 25 anos de idade! Orientou também a utilização do hormônio vasopressina para pacientes que urinam em excesso e indicou o uso da oxitocina – hormônio necessário à produção de leite materno – para aumentar o prazer sexual e a sociabilidade.

Pensei com os meus botões:
talvez a natureza tenha desaprendido como agir!

Durante a explanação do especialista, também houve alguns momentos de humor e descontração. Ao mostrar a imagem de um Porsche em um *slide*, comentou que aquela aquisição aumentava a testosterona. Em outra imagem, diante de um carro velho e bem surrado, afirmou que um desses diminuiria a sua testosterona. Mostrou ainda que, quando comprou um modelo Tesla de meio milhão de euros e presenteou a esposa, todos os hormônios dela melhoraram.

Faço questão de comentar esse episódio e minha impressão a respeito, pois é necessário deixar claro que a real intenção é modular os hormônios pensando na boa saúde, e não anabolizar (bombar) as pessoas. Esse tema merece muita cautela e uma visão crítica, pois os resultados de uma reposição excessiva de hormônios no corpo humano podem ser desastrosos, assim como o seu déficit.

HORMÔNIOS SÃO PROTEÍNAS
QUE TÊM A FUNÇÃO DE LEVAR,
ATRAVÉS DE SUA LIGAÇÃO COM
OS DEVIDOS RECEPTORES, INFORMAÇÕES
PARA O CORRETO FUNCIONAMENTO
DE TODO O ORGANISMO.

Explico para os meus pacientes que não posso deixar uma pessoa de 50 anos com hormônios de um jovem de 20, mas também é inconcebível abandoná-lo com níveis hormonais de um centenário. Esse parâmetro é o que chamo de modulação com bom senso.

Dediquei um capítulo a hormônios no *Manual do proprietário*, e agora, neste novo livro, vou abordar algumas mudanças de conduta depois de quase uma década de observações e estudos, dedicando mais atenção aos aspectos muitas vezes negligenciados pela nossa medicina convencional.

ERROS MAIS COMUNS NA MODULAÇÃO HORMONAL

TRATAR RESULTADOS DE EXAMES, E NÃO AS PESSOAS.

Muitos pacientes podem apresentar níveis de hormônios dentro dos valores da normalidade pela referência laboratorial, mas, na verdade, estar sem a devida ação desses hormônios!

Como identificar esses casos?

O mais importante, como tudo que faz parte do diagnóstico médico, é primeiro colher toda a informação clínica do paciente, a entrevista que chamamos de anamnese. Tudo o que ele sente em todos os níveis, seguido pelo exame físico completo. Com essas ferramentas na mão, o clínico experiente já terá uma ideia de como está a função endócrina do paciente. Posteriormente a essa conduta, aí, sim, será realizada a análise completa e correta dos resultados bioquímicos laboratoriais. Durante este capítulo, você também vai conhecer os principais sinais e sintomas desses déficits hormonais.

Alguns exemplos para ilustrar a importância dessa interpretação:

Paciente do sexo masculino, com 47 anos, há dois anos apresenta quadro de falta de energia, fadiga, perda de massa muscular, aumento da massa gorda, irritabilidade, diminuição do desejo sexual, entre outros sintomas.

Resultados do exame laboratorial:

– Testosterona total = 250 ng/dl
(valores normais de 175 a 781 ng/dl, portanto, está normal).

– Testosterona livre = 5,0 nmol/ml
(normal de 3,17 a 19,04, portanto, normal).

– SHBG (globulina ligadora de hormônios sexuais) = 80 nmol/ml
(valor normal de 13 a 90 nmol/dl).

Pense no SHBG como um carteiro que carrega as correspondências, a proteína que se liga ao hormônio e o transporta. Se o carteiro não retirar sua correspondência e a entregar na sua porta (receptor), você não terá a informação dessa correspondência, certo? O mesmo ocorre com o hormônio. Se, ao final do dia, a mala dele estiver cheia, é sinal de que não entregou as mensagens. Assim ocorre com o SHBG; se estiver alto, significa pouca ação hormonal.

Vou explicar melhor todo esse processo.

Pelos exames, você pode pensar que está tudo normal, correto? Testosterona total dentro dos valores normais, testosterona livre e SHBG também.

Agora, vamos imaginar que o mesmo paciente tenha feito uma avaliação semelhante a essa há três anos, quando não apresentava essas queixas e seus resultados eram:

– Testosterona total = 500, testosterona livre = 10 e SHBG = 25.

Eram resultados também dentro da faixa de normalidade, no entanto, ele perdeu 100% da produção e efetividade desse hormônio nesse curto espaço de tempo, o que desencadeou todas as queixas, não foi?

Percebe a importância de analisar retrospectivamente os resultados laboratoriais e as condições clínicas?

Suponhamos que esse mesmo paciente de 47 anos tenha um irmão de 49 anos, saudável, e que seus resultados desse mesmo hormônio estejam assim:

– Testosterona total = 550, Testosterona livre = 12, SHBG = 20.

Ele está com todos os níveis normais também, porém, mais que o dobro da quantidade do irmão mais jovem! E não apresenta queixas!

Observação: creio que você entendeu que a margem de valores para a normalidade é muito ampla, e não basta estar dentro; devemos estar com níveis ótimos dentro dessa larga margem.

E a análise não para por aí. Se detectei que esse paciente perdeu 100% da produção de testosterona nos últimos três anos, preciso descobrir o que aconteceu. Será que houve redução de matéria-prima para a produção desse hormônio?

Esquema simplificado da via metabólica da formação de hormônios sexuais e do cortisol

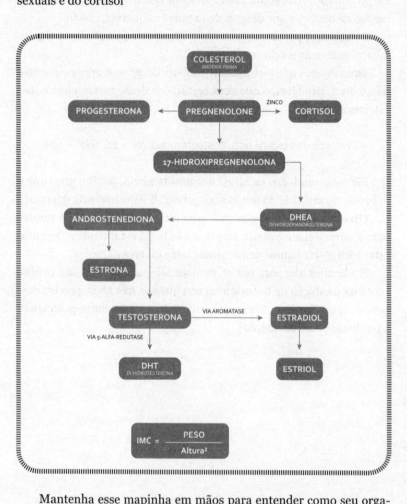

Mantenha esse mapinha em mãos para entender como seu organismo funciona.

Usou muita estatina, diminuiu muito o colesterol? Passou por muito estresse e teve grande parte da pregnenolona desviada para a produção de cortisol? Está em fadiga adrenal e não consegue produzir DHEA?

Se a resposta for positiva para as situações citadas, precisamos corrigir o fornecimento de matéria-prima.

Uma vez analisada essa questão, teremos que checar se consegue produzir a testosterona. Mas pode estar com a via aromatase muito ativada e transformando-a em estradiol, ou com a via da 5-alfa-redutase estimulada e transformando essa testosterona em di-hidrotestosterona. Para saber disso, também é necessário dosar o estradiol e o DHT.

Se essas vias estão hiperativadas, quanto mais suplementar a testosterona, mais seu corpo ficará abastecido de estrogênio e DHT.

Assim, precisamos então primeiro reduzir a atividade dessas vias com medicamentos, de preferência fitoterápicos, a fim de suavizar essas mudanças e manter bons níveis da testosterona.

O mesmo raciocínio deve ser usado com as mulheres. Grande parte delas vive hoje em predomínio estrogênico e com déficit de testosterona, isto é, em desequilíbrio na proporção progesterona/estrogênio.

Para as mulheres, são considerados normais os valores de testosterona total de 9 a 63! Isso quer dizer que no intervalo que vai de 10 a 60 está tudo normal?

Quantas se queixam de fadiga, dificuldade de perder peso, não conseguem substituir a gordura por músculos mesmo frequentando academia, com diminuição do desejo sexual, entre outros sintomas?

Não faremos nada para mudar esse quadro?

Depois de bem avaliadas, uma dose pequena de testosterona bioidêntica em forma de gel é capaz de mudar a vida dessas mulheres.

Mas será que a testosterona também ocasiona câncer de mama?

"Usei esse exemplo da testosterona para explicar a complexidade e a responsabilidade na avaliação e suplementação deste ou de qualquer tipo de hormônio."

Na minha opinião, é inadmissível, sem avaliar todos esses parâmetros, simplesmente iniciar a suplementação com testosterona sintética, injetável ou oral, em uma dosagem padronizada, para todos os homens e mulheres do planeta!

Como proceder a uma modulação hormonal consistente que traga ótimos resultados a todo o organismo:

Recorda-se do capítulo 16, "Intox e detox"? Devemos começar exatamente por aí. Como já abordei sobre a resistência insulínica e suas complicações, como não supor, mesmo com poucos estudos a respeito, que não exista também resistência à ação de inúmeros outros hormônios?

Por isso, oriento em primeiro lugar a fazer todo o detox possível para limpar os receptores de membrana e intracelulares também, sem esquecer o jejum intermitente, tão importante nesse processo.

Depois, preparar o organismo para digerir, absorver, utilizar e eliminar. Lembra-se das enzimas digestivas, da permeabilidade intestinal, da microbiota?

Aprenda a se nutrir, ou seja, a abastecer esse equipamento com matéria-prima de ótima qualidade, para a posterior produção de tudo o que é necessário (capítulo 10 – "Nutrologia").

Deve-se fazer uma análise criteriosa da via bioquímica de formação de qualquer hormônio antes de prescrevê-lo diretamente e corrigir essas vias com todos os nutrientes necessários em cada fase. Por exemplo, como vou produzir hormônio tireoidiano sem o aminoácido L-tirosina, sem selênio, iodo, zinco...?

Após tudo ter sido avaliado e corrigido, se mesmo assim necessitar suplementar ou repor algum hormônio, prefiro sempre utilizar os bioidênticos (isomoleculares), cuja estrutura é idêntica à dos produzidos pelo nosso organismo. Para hormônios sexuais como testosterona, progesterona, estradiol e estriol, uso sempre a via transdérmica.

Por meio de um tubo dosador (*pump*), é liberada a dose de 1 ml de gel transdérmico condutor (que deve ser de ótima qualidade), e nesse mililitro de gel posso prescrever uma quantidade de hormônio individualizada para as necessidades de cada pessoa. Posso tratar por um período pré-estabelecido de dois a seis meses, e solicito sempre que retorne com novos exames laboratoriais para uma reavaliação clínica. Desse modo, podemos adequar, para cada fase da vida desse paciente, as doses ideais da reposição hormonal. O paciente não ficará utilizando um hormônio sintético em dosagem padronizada e única, por via oral ou injetável, nem vai implantar um dispositivo sob a pele que vai liberar a mesma quantidade de hormônio pelo período de um ano até a troca do dispositivo. Com acompanhamento dinâmico e fisiológico, assim como nossa vida e nossa produção hormonal, obtemos vantagens terapêuticas e minimizamos os riscos.

Para ilustrar um pouco o que falei até agora, vejam a síntese deste estudo:

WHI – Women´s Health Initiative

Estudo iniciado em 1991, pelo Instituto Nacional de Saúde Americano (governo americano, e não pela indústria farmacêutica), com 160 mil participantes, sendo eles mulheres menopausadas com idades entre 50 a 79 anos, com previsão de acompanhamento por quinze anos.

Essas mulheres foram divididas em dois grupos. Um grupo utilizava os hormônios sintéticos por via oral, isolados ou em combinação: Premarin (estrogênio conjugado de éguas) e o Provera, uma progestina (acetato de medroxiprogesterona), que também não é progesterona humana. O outro grupo usava placebo (pílulas idênticas, mas sem nenhum composto ativo).

O intuito era observar se a reposição hormonal era uma boa prática para a diminuição de incidência de câncer de mama, câncer colorretal, doença cardiovascular e fraturas por osteoporose, entre outras condições, já que milhares de americanas vinham sendo tratadas com essas drogas.

Sabe qual foi o desfecho? Esse estudo foi encerrado muito antes do previsto, por evidenciar o aumento importante da incidência de câncer de mama, doença cardiovascular, embolia pulmonar, no grupo de mulheres que utilizavam os hormônios sintéticos por via oral. Diante desses fatos, pergunto: "Como podemos aceitar que ainda existam pessoas fazendo reposição hormonal via oral com hormônios sintéticos?".

Questionário Adam da Universidade de St. Louis sobre andropausa

(Adam – *Androgen Decline in the Aging Male* / Deficiência Androgênica do envelhecimento masculino – baixa atividade da testosterona)

1. Tem observado diminuição da libido?
2. Tem observado falta de energia?
3. Percebe redução da força muscular?
4. Perdeu altura?
5. Tem oscilações de humor frequente?
6. Percebe que as ereções são menos vigorosas?
7. Tem diminuído as atividades desportivas?
8. Sente sonolência após o jantar?
9. Tem percebido piora no desempenho profissional?

Esse é um questionário somente para estratificar quem necessita procurar por tratamento para andropausa. Mas existem outros sinais e sintomas de déficits de testosterona: fadiga, má qualidade do sono, irritabilidade, ansiedade, déficit de memória, depressão, redução dos níveis de energia, apatia, diminuição do desejo sexual, diminuição das ereções, distúrbios ejaculatórios, obesidade, redução da massa muscular, queda de cabelo, ressecamento e enrugamento da pele, dificuldade de sociabilização etc.

Importante: 98% da testosterona circulante no sangue está ligada a proteínas, sendo a maior parte a SHBG. Essa ligação é muito forte, portanto, a testosterona não está disponível. A outra parte está ligada a outra proteína, a albumina, e essa ligação é de fraca afinidade, então a testosterona livre e utilizável é somente 2%.

Essa testosterona livre mais aquela ligada à albumina é o que chamamos de testosterona biodisponível, responsável por levar informação aos tecidos-alvo, após ligação aos receptores.

Tudo isso para lhe explicar que não adianta olhar apenas para a testosterona total, pois você pode apresentar uma quantidade enorme que não servirá para nada. Lembre-se de que, quando envelhecemos, a produção de testosterona cai, e a do SHBG aumenta.

Predominância estrogênica em homens

No homem, o estrogênio aumenta durante o processo de envelhecimento, enquanto a testosterona e a progesterona diminuem, desenvolvendo a predominância estrogênica masculina.

Se o indivíduo estiver acima do peso ou obeso, o tecido gorduroso, rico na enzima aromatase, vai transformar mais ainda o pouco que resta da testosterona e da androstenediona em mais estrogênio.

Mesmo que apresente níveis normais de testosterona, se estiver com níveis altos de estrogênio, estará sob predominância estrogênica e seus devidos riscos: ganho de peso, crescimento de tecido mamário, ansiedade, irritabilidade, crescimento da próstata, câncer de próstata, aumento do risco cardiovascular (infarto do miocárdio, acidente vascular cerebral...).

Um dado importante é que a próstata se beneficia de uma boa modulação hormonal, pois esse órgão é muito sensível à predominância estrogênica. Há muitas evidências na literatura sobre a participação dos estrogênios e sua má metabolização na formação do câncer prostático.

A progesterona é muito importante em homens, por ser antiestrogênica, isto é, se acopla aos receptores de estrogênio, além de inibir a transformação da testosterona em di-hidrotestosterona, que por sua vez é prejudicial à próstata.

O PSA elevado pode ser um indício da deficiência de testosterona e progesterona. Experimente conversar com seu médico sobre reposição de progesterona em homens e aguarde a bronca que vai levar.

PRÉ-MENOPAUSA, MENOPAUSA E CLIMATÉRIO

Período que ocorre de três a cinco anos antes da última menstruação até o final da vida, caracterizado por grande diminuição na produção de estrogênios e quase total redução da produção de progesterona. Devido a essa queda abrupta de hormônios, o organismo feminino torna-se mais predisposto ao aparecimento e agravamento de diversas doenças.

Principais sinais e sintomas dessa fase da vida decorrente das mudanças hormonais:

– Sintomas vasomotores, como ondas de calor (fogachos), sudorese e palpitação.
– Diminuição da densidade mineral óssea, surgimento de osteopenia e osteoporose.
– Ganho de peso.
– Alteração no depósito de gordura do corpo feminino, levando muitas vezes a uma masculinização de formas.
– Desinteresse sexual.
– Ressecamento vaginal.
– Dor durante o ato sexual.
– Perda da elasticidade da pele, provocada pela diminuição do colágeno.
– Diminuição do volume e ressecamento dos cabelos.
– Infecção urinária de repetição.
– Sintomas emocionais: irritabilidade, ansiedade, angústia, depressão, má qualidade do sono, insônia...

Como proceder

Avaliar a necessidade de modulação hormonal, por meio da análise dos sintomas, do exame físico e dos exames laboratoriais. Avaliar a via de formação dos hormônios sexuais e suplementar todos os precursores (pregnenolona).

Avaliando o custo-benefício do tratamento

Pacientes com hábitos de vida insalubres, com histórico de câncer de mama, de útero ou de ovários em vários familiares próximos devem ser vistas com muito carinho e cuidado.

Nesse grupo de pacientes, deve ser solicitado um teste genético para se observar se há mutações patogênicas nos genes BRCA1 e BRCA2. Se forem detectadas, deve-se contraindicar qualquer tipo de reposição.

Observação: algumas mutações nesses genes elevam em até 80% o risco de desenvolvimento de câncer de mama, útero e ovário.

A questão do câncer ginecológico e de próstata relacionados a hormônios

Entenda, os estrogênios podem ser metabolizados em produtos com atividades cancerígenas ou anticancerígenas. Se o produto for a metabolização em 16-alfa-hidroxiestrona e 4-hidroxiestrona, haverá maior possibilidade de câncer.

Por outro lado, se metabolizarem em 2-hidroxiestrona, haverá atividade protetora contra o câncer.

Então, como podemos proceder para ter uma maior metabolização na forma protetora?

Voltar ao capítulo 16 – "Intox e detox" – e otimizar as fases de detoxificação hepática. Ingerir muitos vegetais crucíferos (ver capítulo 10 – "Nutrologia"), ricos em indol-3-carbinol, que será transformado em seu metabólito ativo DIM (di-indol metano).

"O indol-3-carbinol aumenta a proporção do metabólito protetor (2-hidroxiestrona) *versus* os maléficos (4 e 16-hidroxiestrona), por meio da ativação do citocromo P450 (CyP1A1)."

(Alternat. Med. Ver 2001 1:6 (6) 580-589/ Carninogenesisvol 25 n.7 1119-1128 -2004).

Outra enorme ação benéfica do metabólito protetor do estrogênio é que este inibe a oxidação do colesterol LDL (lipoproteínas de baixa densidade), tendo assim efeito protetor contra a formação de placas ateroscleróticas.

> (Auborn; K.J; et al. Indole-3-Carbinol. ISA Negative Regulator Of Estrogen American Society For Nutritional Sciences, 2003; 2470 -2475).

Costumo prescrever de 200 mg a 400 mg/dia aos pacientes que não costumam comer esses vegetais diariamente, fazendo ou não uso de hormônios bioidênticos como modulação.

Predominância estrogênica feminina

Trata-se do efeito marcante dos estrogênios em uma pessoa em relação aos seus antagonistas (progesterona e testosterona). Precisamos de um equilíbrio entre essas forças opostas para a harmonia do organismo, isto é, uma relação saudável entre esses hormônios.

Por que grande parte das mulheres férteis ainda ou já no climatério vive essa predominância estrogênica?

– Tóxicos no meio ambiente, derivados da indústria petroquímica, plásticos, pesticidas e agrotóxicos, que se comportam no organismo como falsos estrogênios ou xenoestrogênios (estrogênios que vêm de fora), que são disruptores endócrinos. E quem hoje em dia não está contaminado?
– Hormônios utilizados em criações de animais.
– Pílulas anticoncepcionais, medicamentos para reposição hormonal feminina sintética via oral (etinilestradiol – estrogênios conjugados de urina de éguas – equilina).

O estresse também leva à predominância estrogênica. E quem atualmente não é estressado?

Hábitos alimentares errados, alimentos de alto índice glicêmico, açúcares, farinha de trigo refinada, muita soja não fermentada, leite de soja, carne de soja...

Além desses cuidados, será que um pouquinho de progesterona bioidêntica na pele não ajudaria muito essas mulheres?

Gostaria de salientar um detalhe importante: quando falo em progesterona, estou me referindo a um hormônio humano único, que tem a fórmula química $C_{21}H_{30}O_2$; todo o resto são progestinas, que se comportam de forma semelhante, mas não igual à progesterona.

Não existem dispositivos intrauterinos liberando progesterona, e sim progestinas que são também disruptores endócrinos.

"Quantas adolescentes no mundo todo usando anticoncepcionais estão com a progesterona baixíssima, e nada se faz?"

Poderíamos dizer que estão menopausadas quimicamente.

Um pouquinho de progesterona na pele, na segunda fase do ciclo, do 14º ao 28º dia, poderia mudar a qualidade de vida de tantas moças!

O que esse predomínio estrogênico ou falta de progesterona e testosterona ocasiona?

– Síndrome do climatério sintomático (período peri e pós-menopausa), com seus vários sintomas.
– Síndrome dos ovários policísticos e sintomas relacionados, como ausência de ciclos ovulatórios, acnes pelo rosto, cólicas menstruais, síndrome metabólica etc.
– Sintomas de tensão pré-menstrual, miomas, sangramentos, anemia.
– Endometriose, cada vez mais frequente. São ilhotas de tecido uterino, fora do útero, acometendo vários órgãos abdominais, causando muita dor, inúmeras cirurgias e infertilidade.
– Câncer de mama e endométrio (útero).

> Não nos esqueçamos de que a progesterona e o estradiol são também hormônios neuromoduladores e com grande atividade preventiva contra nerodegenerações, entre as quais o Alzheimer.

**COM BOM SENSO E CRITÉRIO,
É TÃO SIMPLES, BARATO E SEGURO
MODULAR HORMÔNIOS SEXUAIS,
QUE EM BREVE SERÁ UMA ROTINA
AMPLAMENTE APLICADA
PARA QUE SEUS BENEFÍCIOS
FÍSICOS E EMOCIONAIS
POSSAM ABRANGER
TODA A RAÇA HUMANA.**

Estrogenização: o que não contam a você!

Xenoestrogênios são substâncias com efeito estrogênico, mas que não são produzidas por nosso corpo naturalmente. Como uma ameaça externa que se instala em nosso organismo, eles se acoplam aos receptores estrogênicos naturais como se fossem benéficos e enviam informações indevidas para todo o sistema. Isso mesmo: são lobos em pele de cordeiros. Nós temos receptores estrogênicos em quase todos os órgãos, por isso eles podem afetar qualquer parte do seu corpo a qualquer momento de sua vida.

Muitos estudos já comprovaram que essa contaminação está associada a sobrepeso, obesidade, diabetes, infertilidade, câncer ginecológico, déficit de atenção e hiperatividade, câncer de próstata, disfunção hepática e inúmeras outras alterações. Veja abaixo quais são os xenoestrogênios mais conhecidos (e infelizmente ainda com utilização autorizada) e quais os seus efeitos. Em seguida, apresento um quadro com algumas práticas diárias para diminuir a exposição aos verdadeiros venenos do nosso tempo.

Principais xenoestrogênios

— Fitoestrogênios (oriundos de plantas): excesso de soja não fermentada, lavanda e *canabis ativa*.

— Micoestrogênios: fungos contidos em grãos. O armazenamento em contêineres escuros e úmidos de grãos como café, chocolate, milho permite o desenvolvimento desses fungos. Logo, os produtos derivados desses grãos, como as rações para animais, também os contêm. Por sua vez, as carnes desses animais também estão contaminadas e são consumidas pelos humanos.

— Tricosan e apes (*alkylphenols*): tricosan é usado em sabonetes e outros produtos de limpeza. Já os apes são surfactantes baratos responsáveis pela espuma dos produtos e não constam nos rótulos.

— BP (benzofenoma): contido em protetores solares.

— Metilbenzildeno cânfora: sabonetes líquidos (alergia cutânea e dermatite de contato).

— Corante vermelho 3 e 40: corante artifial utilizado na indústria alimentícia e de bebidas.

— Parabenos: cosméticos e perfumes.

— Bisfenol A e Bisfenol S: estrogênios derivados de plásticos utilizados em inúmeras embalagens.

— Ftalatos: estrogênio dos plásticos (câncer de mama, obesidade, DDA, infertilidade, asma).

— Etinilestradiois: anticoncepcional utilizado por mais de cem milhões de mulheres no planeta, que os urinam, contaminando águas. Essa substância não é filtrada pelos sistemas públicos de saneamento básico, ou seja, todos os dias nós todos consumimos esse xenoestrogênio.

— Atrasina: herbicida banido da Europa em 2004, mas ainda presente no ambiente e utilizado em vários países.

Dicas para diminuir a exposição

- Consuma soja fermentada;
- Evite alimentos processados;
- Evite produtos de beleza com lavanda;
- Use xampus e sabonetes sem tricolosan, BP e apes;
- Não utilize comidas ou cosméticos com corante artificial vermelho;
- Evite protetores solares que contenham em seus rótulos qualquer nomenclatura com *benz* ou *phen*. Dê preferência para filtros físicos;
- Diminua o consumo de grãos;
- Compre carne de pequenos produtores (açougues menores) e prefira as não embaladas em plástico.

18. HIPOTIREOIDISMO SUBCLÍNICO

O hipotireoidismo subclínico, grande problema da humanidade nas últimas décadas, é um mal pouco diagnosticado, e menos ainda tratado, que está associado a outros fatores, como a má nutrição derivada dos alimentos industrializados, ricos em gorduras *trans*, sal, açúcar, refinados, processados, ultraprocessados, com alto índice glicêmico (que levam ao aumento da resistência insulínica), auxiliados pelo déficit do hormônio vitamina D, com o apoio do sedentarismo – afinal, carros, motocicletas, escadas rolantes e outras máquinas realizam o exercício por nós. Sem falar o quanto esses alimentos são pobres em nutrientes, enzimas e energia vital. Essa conjunção de fatores está nos levando a uma epidemia de síndrome metabólica e todas as suas complicações.

> **Para ilustrar**
> O diabetes tipo 1 (doença autoimune), que necessita do uso de insulina, sempre acometia crianças, adolescentes e pacientes jovens. Já o diabetes tipo 2 sempre foi a doença que prevalecia somente nos adultos e idosos, sendo tratada com medicamentos e/ou insulina. Desde a década de 1990, o diabetes tipo 2, predominante em idosos, passou a acometer crianças e adolescentes. Atualmente, no Japão, as crianças com diabetes tipo 2 superam as diabéticas do tipo 1. Nos Estados Unidos, aproximadamente 8% das crianças já têm diabetes tipo 2. Dados da *International Diabetes Federation* mostram que 45% das notificações de diabetes tipo 2 ocorrem em menores de 21 anos e são causadas por obesidade infantil, sedentarismo e estresse.

Acho que se esqueceram de incluir nessa relação o déficit nutricional, a toxicologia ambiental, o hipotireoidismo subclínico, o déficit de vitamina D, entre outros fatores.

Perplexo? Deveria estar. Acompanhe comigo o que é a síndrome metabólica.

É um conjunto de situações que incluem o aumento da resistência à insulina, levando ao sobrepeso ou obesidade, a hipertensão arterial, a diabetes tipo 2, a dislipidemia (aumento de triglicérides/diminuição do bom colesterol HDL).

Essas condições se cruzam com o excesso de oxidação (estresse oxidativo, excesso de radicais livres) e inflamação crônica silenciosa. Esse agrupamento de alterações simplesmente aciona o gatilho para o desenvolvimento das doenças que mais matam nos tempos atuais: infarto do miocárdio, acidente vascular cerebral, câncer, insuficiência cardíaca e renal.

Percebe agora como tudo está interligado e por que chamo o cenário de hipotireoidismo subclínico de catástrofe negligenciada?

Não devemos esquecer que essas crianças e jovens, que se encontram agora diagnosticados nessas condições, que outrora ocorriam somente com os adultos mais velhos, vão também sofrer as consequências das complicações tardias da síndrome metabólica muito mais precocemente. É provável que, no auge da vida, passem por consequências graves de cegueira, amputações, diálise para insuficiência renal, infartos do miocárdio, acidentes vasculares cerebrais e outros males.

Vamos entender agora como funcionam os hormônios tireoidianos, quais são os sinais e sintomas que mais prevalecem com a diminuição de sua atividade, os motivos que geram isso, como avaliamos laboratorialmente essa função tireoidiana e o que podemos fazer para otimizar o bom funcionamento.

FUNÇÃO DO HORMÔNIO TIREOIDIANO

Controla a taxa metabólica (a velocidade do metabolismo), estimula a produção proteica de todas as células do organismo, aumenta o consumo de oxigênio, ativando o metabolismo celular para geração de energia nas mitocôndrias, além de estimular a própria formação de novas mitocôndrias em cada célula (biogênese mitocondrial).

A atividade tireoidiana se relaciona com muitas (se não todas) funções no organismo, como:

- Manutenção da temperatura corporal.
- Digestão.
- Produção de energia/gasto de energia.
- Fertilidade.
- Frequência respiratória.
- Frequência cardíaca.
- Peso corporal.
- Massa muscular.
- Saúde dos cabelos, pele, unhas.

Sinais e sintomas do déficit da função tireoidiana:

- Dificuldade para emagrecer e facilidade para engordar.
- Obstipação intestinal.
- Aumento da sensibilidade ao frio e baixa temperatura corporal.
- Retenção de líquido (inchaço).
- Irregularidade de ciclos menstruais.
- Infertilidade.
- Cansaço.
- Desânimo e depressão.
- Fadiga crônica.
- Dores no corpo e fibromialgia.
- Dificuldade de concentração.
- Aumento do colesterol e triglicérides.

– Diminuição da libido.
– Pele e cabelos secos, queda de cabelos, unha quebradiças.

Agora vamos entender como acontece esse mecanismo e tudo o que o altera.

A tireoide produz vários hormônios, como a calcitonina, que ajuda a controlar os níveis de cálcio no sangue, o T1 (pouco estudado), o T2, que participa na formação do T3 (triiodotironina) e T4 (levotiroxina). Vamos nos concentrar nos dois últimos, pois aqui é o que nos interessa.

A hipófise, por meio do TSH (hormônio estimulante da tireoide), estimula a glândula tireoide a produzir em grande maioria o hormônio T4. A levotiroxina (T4) não é um hormônio, pois é inativo, não existem receptores para esses hormônios. Ele é considerado um pró-hormônio que deverá ser transformado em T3 (triiodotironina), o hormônio ativo para o qual temos receptores em todo o organismo.

Como ocorre esse processo? O T4 é uma molécula que contém quatro átomos de iodo e terá de perder um desses átomos por meio de uma reação de deiodinização mediada pela enzima 5-monodeiodinase ou deiodinase II. Essa enzima é dependente, entre outros cofatores, de zinco e selênio.

Oitenta por cento do hormônio ativo, o T3, é obtido por meio dessa deiodinização do T4 em tecidos periféricos e, principalmente, por sua conversão em órgãos como o fígado e os rins. Então, transcorrendo tudo bem, teremos a transformação do T4 em T3 ativo ou T3 livre. Mas o que acontece grande parte das vezes, devido ao não funcionamento adequado dessa enzima, é que boa parte do T4 não é convertida em T3 livre, e sim na sua molécula inversa, o T3 reverso. Quando isso ocorre, esse T3 reverso, que é inativo, ocupa o receptor do hormônio ativo, o T3 livre, e assim não temos a função tireoidiana atuante, pois ele não tem como se acoplar ao receptor já ocupado.

Para se entender melhor, esse T3 reverso é o método que o urso adota para hibernar por meses.

Essa mesma enzima, a deiodinase, é também responsável pela retransformação do T3 reverso (ruim) novamente em T4 levotiroxina (mais matéria reciclante para a produção de mais T3 livre ou ativo). Então, a deficiência nessa atividade enzimática, além de aumentar a produção do hormônio ruim, o T3 reverso, também impede de nos livrarmos dele.

Fatores que influenciam a pouca transformação do T4 inativo em T3 livre ativo ou aumentam essa transformação em T3 reverso (ruim):

– Deficiência de selênio.
– Deficiência de zinco.
– Deficiência de B12 (metilcobalamina).
– Deficiência de iodo.
– Intoxicação por metais tóxicos (chumbo, mercúrio, cádmio), tratamento com lítio.
– Contaminação por cloro, bromo e flúor, pois competem com o iodo e formam hormônios tireoidianos inativos (*fake hormone*).
– Hipocloridria (baixa produção de ácido clorídrico), que diminui a absorção de zinco, selênio, ferro e B12.
– Ingestão de álcool.
– Estresse. Os níveis altos de cortisol impedem a transformação de T4 em T3 livre e aumentam essa conversão em T3 reverso.
– Má nutrição.
– Intolerâncias alimentares que levam a doenças autoimunes, como a tireoidite de Hashimoto. Credito isso em grande parte à ingestão de glúten por pessoas intolerantes, e posso afirmar, por experiência clínica, que ao menos 50% dos adultos apresentam essa intolerância. Vale salientar que não estou falando de alérgicos ou celíacos, mas de graus intermediários de intolerância, o que não é possível ser mensurado por exames de laboratório, apenas clinicamente.
– Uso de medicamentos, como propranolol (anti-hipertensivo), anti-inflamatórios, os inibidores da bomba de prótons (todos os "prazóis"), diuréticos (furosemida), corticoides, pílulas anticoncepcionais por longos períodos, antiarrítmicos (amiodarona, entre outros inúmeros existentes no mercado).

Sei que as explicações foram um pouco maçantes, mas o intuito é que todos se perguntem: se todas essas causas impactam no funcionamento dessa glândula, qual a porcentagem de pessoas que têm esse funcionamento em nível ótimo?

A segunda pergunta seria: sem a função máxima dessa glândula, que controla todo o metabolismo e a produção de energia, poderia alguém ter saúde plena?

E, por fim, quantas pessoas estão utilizando drogas para baixar o colesterol, os triglicérides e outros distúrbios usando analgésicos para dor, antidepressivos, remédios para emagrecer, para o intestino funcionar, drogas para concentração e para aumentar a energia, sofrendo dos efeitos colaterais de todos esses medicamentos e sem resolver a causa? Causa que, em grande parte das vezes, é o subfuncionamento da tireoide.

Como normalmente é realizada a avaliação laboratorial da função tireoidiana

Na maioria das vezes, como triagem, é solicitado somente o TSH, e algumas vezes, com mais sorte, alguns pacientes chegam ao consultório com a dosagem do T4 total ou T4 livre! Se os valores estão dentro da faixa de referência, está tudo perfeito em relação à função tireoidiana? Não, ledo engano.

Valores de referência

TSH (hormônio estimulante da tireoide): existem vários *kits* em utilização que mostram valores de normalidade que vão de 0,34 a 5,6 mui/ml ou 0,4 a 4,5 mui/ml para adultos. Observe a amplitude que representa a normalidade. Estar dentro dessa faixa não significa que a função tireoidiana está normal, pois precisamos apresentar níveis ótimos dentro do que é considerado normal. Veja o quadro abaixo:

"Vários pesquisadores e sociedades de endocrinologia ao redor do mundo vêm insistentemente sugerindo considerar um valor de TSH normal menor que 2,5 mui/ml. Justamente devido aos pacientes que apresentam valores maiores que este terem uma probabilidade muito maior de evoluir para hipotireoidismo franco, ainda mais quando apresentam anticorpos antitireoidianos positivos! Além do fato de que na população saudável os níveis médios de TSH ficam em torno de 1,5 mui/ml e grande parte da população em geral apresenta níveis de TSH menor de 2,5 mui/ml."

(Arquivos Brasileiros de Endocrinologia e Metabologia 2013; 57/3).

- Valores de referência para o T4 livre: 0,7–1,8 mui/ml.
- Valores de referência para o T3 livre: 0,25–0,45 ng/dl.
Observação: obviamente, quanto mais próximos dos valores superiores de referência, melhor!
- Valores de referência do T3 reverso: quanto mais baixo, estamos mais próximos do ideal. T3 reverso de 0,09–0,35 ng/ml.

Vale ainda ressaltar a dosagem dos anticorpos antiperoxidase (anti-TPO) e antitireoglobulina para avaliar os pacientes com maior probabilidade de caminhar para o hipotireoidismo.

Apesar de demasiado técnico, mostrar isso é necessário, pois, afinal, é muito importante para que compreenda por que existem tantas pessoas vivendo em "baixa voltagem", sujeitos a todos os problemas que narrei neste capítulo, literalmente degenerando aos poucos, vivendo em níveis moderados de saúde. Nós fomos concebidos para viver com saúde plena!

Mas não se preocupe, um médico capacitado em medicina funcional saberá exatamente a hora certa de agir e da melhor maneira. Ele poderá orientá-lo sobre como agir para destoxificar, nutrir, suplementar minerais e aminoácidos essenciais ao funcionamento dessa glândula, além de suplementar, se necessário e na dosagem exata, a levotiroxina (T4) e a triiodotironina (T3), modular a suprarrenal para que não fique com baixa performance (fadiga adrenal) ou com hiperfuncionamento (estresse adrenal), pois ambos alteram a função da tireoide. Também irá retirar os alimentos que causam intolerância, modular seu sistema imunológico, para que não agrida essa glândula, e tudo mais que se fizer necessário para que você possa deixar de utilizar diversas drogas e voltar a viver em "alta voltagem".

19. FADIGA ADRENAL:

A DOENÇA DO SÉCULO 21

*"Você não foi projetado para viver
em níveis subótimos de saúde."*

*Será que somos obrigados a aguardar
o estabelecimento completo do caos
para iniciar uma ação terapêutica de cura?*

Preciso ver o paciente "quase morto", apresentando os sinais e sintomas de deficiência grave de cortisol, para começar a agir? Só reconhecemos um paciente em exaustão adrenal se for diagnosticado com a doença de Addison, que incide em uma a cada dez mil pessoas no mundo e se caracteriza pela incapacidade das glândulas suprarrenais (adrenais) de produzir cortisol. Essas pessoas só se mantêm vivas com administração diária de corticosteroides sintéticos.

Os principais sintomas da deficiência de cortisol são:

– Cansaço crônico progressivo.
– Pressão arterial baixa ao ficar em pé, causando vertigem.
– Fraqueza muscular.
– Dores musculares e nas articulações.
– Falta de apetite.
– Dor de cabeça.

- Depressão, ansiedade e mudança de humor.
- Hipoglicemia.
- Déficit de atenção e confusão mental, entre vários outros sintomas.

Quantas pessoas você conhece que apresentam sintomas semelhantes e nunca tiveram o cortisol dosado? Garanto a você que muitos indivíduos estão numa situação próxima a essa, com uma produção muito baixa de cortisol causada por estresse crônico, o que leva essas glândulas à fadiga e até à exaustão.

Sintomas da Síndrome da Fadiga Adrenal

A história clínica desses pacientes mostra sempre um fato marcante. Vou dar alguns exemplos:

– Doutor, após a morte do meu filho, há cinco anos, em um acidente que o deixou hospitalizado e em coma por três meses, nunca mais me senti a mesma pessoa fisicamente.
– Perdi meu marido há quatro anos, em decorrência de um câncer. Foi um longo período de sofrimento. Minha vida mudou completamente, pois tive que assumir as funções de mãe e pai de três filhos adolescentes, além da dificuldade econômica. Nunca mais me senti bem fisicamente.

Episódios de assalto, sequestro, divórcio, perda de emprego... Muitos casos com a mesma questão: nunca mais fui o mesmo.

Essas pessoas normalmente apresentam cansaço crônico, principalmente pela manhã, e não conseguem sair da cama antes das nove ou dez horas. No meio da tarde, referem sentir-se um pouco melhor. À noite, o melhor sono é das seis às dez horas da manhã. Apresentam fraqueza e dor muscular, melancolia, tristeza, tudo parece muito mais difícil de ser resolvido, os pequenos problemas e atribuições do dia a dia se tornam complexos, apresentam alergias diversas, queda da função imunológica com quadros frequentes de resfriados e gripes. Alguns se tornam asmáticos, sentem vertigens ao se levantar, relatam diminuição da libido, pressão baixa... Em casos mais extremos, alguns manifestam até o desejo de morrer.

Grande parte desses pacientes acabou se consultando com vários médicos de várias especialidades, e chegou ao meu consultório portando uma lista enorme de medicamentos: antidepressivos, ansiolíticos, analgésicos e anti-inflamatórios para aliviar as dores, medicamentos neurológicos para memória, remédios para labirintite e os "prazóis" para proteger o estômago dessa infinidade de drogas...

A única coisa que não receberam foi um diagnóstico de fadiga adrenal e o tratamento adequado para restabelecer o funcionamento dessas glândulas.

Afirmo a você que, no nosso mundo atual e ocidentalizado, marcado por toxidade ambiental, insegurança, violência emocional e rotinas estressantes, a fadiga adrenal é um grande problema de saúde pública, quase nunca diagnosticada e quase sempre tratada equivocadamente, como se fosse outras doenças, piorando ainda mais o estado clínico desses pacientes, que, além de tudo, passam também a sofrer os efeitos colaterais das diversas drogas.

Para prevenir a fadiga adrenal:

– Bons hábitos.
– Boa nutrição.
– Atividade física regular.
– Boa qualidade do sono.
– Suporte emocional: psicoterapia, ioga, meditação, *hobbies*, vida social, fé.
– Férias periódicas.
– Amor-próprio. Ame-se em primeiro lugar.

Diagnóstico: por meio de exames laboratoriais de sangue ou saliva, dosando o cortisol ao acordar e no final da tarde. Existem outros testes, como dosagem do ACTH, que, em caso de fadiga adrenal, estará alta, e ainda testes de provocação e estímulo, que, na maioria das vezes, não são necessários.

Tratamento:

1. Para iniciar, como sempre, vamos abastecer as vias bioquímicas para formar o cortisol e investir em uma boa alimentação. Verificar se o pregnenolona e o DHEA estão baixos e, se necessário, suplementá-los. Lembre que o colesterol é a matéria-prima precursora de vários hormônios, entre eles o cortisol. Cuidado com tratamentos drásticos para a diminuição do colesterol.
2. As glândulas suprarrenais apresentam dois aspectos importantes devido à alta vascularização, local farto para concentrar tóxicos ambientais e alta produção de radicais livres. Por isso, nesse tratamento, é muito importante a utilização do detox, que você aprendeu no capítulo anterior, e o uso de antioxidantes.
3. Suplementar vitamina C, zinco, ácido pantotênico (B5), piridoxina (B6) e magnésio.
4. Usar fitoterápicos adaptógenos:
– *Ashwagandha* (*Withania somnifera*);
– *Ginseng* siberiano (*Eleutherococcus senticosus*);
– *Licorice* (*Glycyrrhiza glabra*).
Essas plantas podem ser prescritas em forma de cápsulas para se tomar três vezes ao dia, ou juntas, na forma de tintura-mãe.
5. Utilizar extratos de adrenal.
6. Ingerir um pouco de sal marinho com água pela manhã.
7. Após todas essas intervenções, reavaliar o paciente clínica e laboratorialmente após 45 dias de tratamento e, se necessário, em casos mais graves, administrar hidrocortisona bioidêntica em doses muito baixas, ao acordar e na hora do almoço. Depois do restabelecimento da função adrenal do paciente, diminuímos aos poucos e retiramos a hidrocortisona.

Observação importante: o tratamento da fadiga adrenal não é muito rápido, e, em casos graves, podemos levar até um ano para restabelecer essa função. Por essa razão, sempre friso a importância da medicina funcional. Tudo em nosso organismo é interligado, e às vezes a resposta ao tratamento é difícil, pois, na maioria dos casos, o paciente é também portador de hipotireoidismo subclínico e não está tratando simultaneamente a tireoide.

Agora, com muita tristeza e respeito, vou dividir com você a nota publicada no *site* da Sociedade Brasileira de Endocrinologia e Metabologia. Entre no portal e poderá ter acesso na íntegra.

> FADIGA ADRENAL NÃO É UM DIAGNÓSTICO MÉDICO RECONHECIDO E NÃO JUSTIFICA A UTILIZAÇÃO DE QUALQUER TIPO DE CORTICOIDE. CONVERSE COM O SEU MÉDICO SOBRE O USO DE CORTICOIDES.

Convido você a uma reflexão. Quem é diabético e não produz insulina precisa injetá-la, caso contrário, pode morrer. O mesmo ocorre para os que sofrem de hipotireoidismo: precisam usar hormônios tireoidianos. Para os que apresentam déficit de hormônios sexuais, também é indicado suplementá-los. Agora, se o déficit for de corticoide, como não é "reconhecido", não deve ser suplementado?

Os níveis adequados de corticoide têm função vital em todo o metabolismo, na saúde física e emocional.

Então, como não é um diagnóstico reconhecido, vamos continuar pagando o preço do sofrimento e usando vários medicamentos para aliviar os sintomas porque a cura está proibida?

*Ao acessar o Google científico e digitar adrenal, automaticamente aparecerá na busca "*Adrenal Fatigue*". Sobre esse verbete, encontrará aproximadamente 98.600 resultados.

ESTRESSE ADRENAL – O OUTRO LADO DA MOEDA

"Cortisol continuamente elevado"

Como a maioria de nós vive na atualidade? Lutando, buscando e tentando manter uma vida saudável nesse mundo tão caótico. Então, antes de chegar à fase da fadiga adrenal que acabei de explicar, normalmente passamos por um período de estresse longo (cortisol elevado). Todos sabemos, principalmente o meio científico, que esse estresse está diretamente ligado à formação de todos os tipos de doenças.

Gosto muito de ilustrar essa questão com uma história que chamo de Jeca-Tatu.

Nosso caipira tradicional que vive na roça está, desde a infância, fazendo alguma atividade: trabalha o dia todo, toma seu leite gordo, come sua galinha também gorda e com pele, cozinha com banha de porco, fica com seu cigarrinho de palha na boca ou na orelha, toma um golinho de cachaça para abrir o apetite antes do almoço e do jantar, nunca procurou um médico, tem filho aos 70 anos e morre em paz, dormindo, aos 80. E sabe por quê? Ele não ouve tantas notícias, não se preocupa com contas para pagar, nem com a violência, muito menos se um filho vai voltar inteiro da escola. Convive com os sons da natureza, é feliz com pouco, joga dominó com o vizinho de cerca. Ele não tem estresse, portanto, não tem doença!

Para exemplificar ainda melhor, vamos conversar sobre a relação estresse X diabetes.

Quando estamos cronicamente estressados, e tanto faz se a causa é física ou de origem emocional, o organismo responde sempre da mesma forma, aumentando a produção de cortisol.

Esse hormônio elevado vai exercer suas funções em todas as células do seu corpo e no seu cérebro. "A resposta fisiológica do estresse impacta no diabetes de duas maneiras: a primeira, estimulando as condições para causar o diabetes, e a segunda, agravando o que chamamos de complicações tardias do diabetes."

O processo acontece da seguinte forma: o estresse eleva o cortisol, e este eleva a produção de insulina. Com o aumento da produção de insulina, inicia-se um processo de diminuição de sensibilidade à insulina, gerando aumento de resistência à insulina. Com isso, você já está com o pé no diabetes.

Esse efeito indutor de insulina do cortisol elevado é tão potente que gerou a denominação "diabetes adrenal".

A piora das complicações do diabetes ocorre pela dificuldade do controle da glicemia pelo excesso do cortisol, que leva ao aumento da pressão arterial, ao aumento da oxidação do colesterol, à aterosclerose, à insônia e à diminuição da resposta imunológica.

Concluindo: cortisol, nem pouco, nem muito, mas sim modulado.

Para diminuí-lo quando necessário, na medida do possível devem-se retirar os fatores estressantes. Uma boa dica, além de atividade física, esportes, *hobbies*, férias regulares, boa qualidade de sono, ioga etc., é você ler e aplicar com carinho no seu dia a dia as orientações do capítulo 25 – "Module sua mente e siga em frente". Como medidas aliadas, use suplementos para aumentar a produção de neurotransmissores como gaba e serotonina, além de adaptógenos como a *Rhodiola rosea*, a *Ashwagandha* e a *Licorice*.

20. UM HORMÔNIO
A VITAMINA D

Você sabia que a vitamina D é um hormônio? As vitaminas derivam da dieta e são importantes em diversas reações metabólicas. Os hormônios são produzidos em nosso organismo e levam informações para todos os sistemas a partir de seus receptores nas mais variadas células.

Como funciona o hormônio vitamina D

Quando o 7-dehidrocolesterol (parte do colesterol) encontrado na pele entra em contato com os raios ultravioleta B do Sol, dá origem à pré-vitamina D3, que, por meio da corrente sanguínea, será ativada no fígado e rins. Muitas outras células do nosso corpo têm também a capacidade de ativar a pré-vitamina D3, em sua forma ativa, a 25 OH vitamina D.

Nossos ossos estão em constante remodelação, desfazendo-se e liberando cálcio para a circulação, e se refazendo e depositando cálcio nos locais dos quais foram retirados.

Esse mecanismo é mantido pelo controle do paratormônio (PTH), produzido nas glândulas paratireoides. Mas, para que esse processo possa ocorrer naturalmente ao longo da vida, ajudando a manter o equilíbrio ácido-básico e todas as reações bioquímicas dependentes de cálcio, é necessário ter a vitamina D ativada, para que ela dê o sinal para os intestinos absorverem o cálcio da dieta.

Mesmo ingerindo cálcio em boas concentrações, sem vitamina D não conseguiremos absorvê-lo.

Um fato interessante é que o paratormônio (PTH) é responsável, entre outras funções, por ativar a vitamina D. Quando a taxa de cálcio no sangue diminui, as paratireoides elevam a produção do paratormônio, que transformará nos rins a vitamina D na forma ativa, para ampliar a absorção de cálcio nos intestinos a fim de aumentá-lo no sangue. Com essa mesma finalidade, o PTH aumentará a reabsorção do cálcio nos túbulos renais, evitando que ele seja eliminado pela urina.

O mesmo PTH envia o comando para que os ossos liberem cálcio para a circulação. O interessante é que a própria vitamina D controla os níveis do paratormônio. Como sempre, tudo trabalha em conjunto para o equilíbrio do organismo (homeostase).

Vantagens de mantermos ótimos níveis de vitamina D com exposição solar ou suplementação:

– Manutenção da densidade óssea.
– Prevenção da osteoporose (enfraquecimento ósseo que leva a fraturas frequentes e graves na coluna, quadril, fêmur, necessitando de cirurgias e muitas vezes com riscos de morte).
– Prevenção da osteomalacia (ossos amolecidos), causada pela deficiência de vitamina D, que, além das fraturas, provoca dores agudas por todo o esqueleto. Muitas vezes é confundida com fibromialgia e tratada incorretamente com analgésicos, anti-inflamatórios, relaxantes musculares, antidepressivos, entre outros medicamentos. O tratamento deveria ser simplesmente exposição solar ou suplementação dessa vitamina.
– Prevenção da sarcopenia (perda da massa muscular). Esse hormônio D é fundamental para o sistema musculoesquelético.
– Prevenção e tratamento de doenças autoimunes, como diabetes tipo 1, artrite reumatoide, esclerose múltipla, psoríase, doença de *Crohn*, entre outras, pois a vitamina D é também um modulador do sistema imunológico.
– Auxílio no controle da síndrome metabólica, ajudando a controlar o peso, a hipertensão e o diabetes tipo 2.

– Prevenção de cânceres (próstata, pâncreas, mamas, ovário e cólons [intestino grosso]).
– Prevenção de asma e infecções respiratórias.
– Saúde relacionada ao emocional, prevenção e depressão, desordem afetiva sazonal, síndrome da tensão pré-menstrual e desordem do sono.

Talvez o mais importante seja alertá-los de que esse hormônio controla a expressão de mais de três mil genes, entre os quais os supressores tumorais. Além disso, ele estimula as células a produzir antibióticos naturais, como a betadefensina e a catelicidina.

Reposição de vitamina D: como oriento meus pacientes

– Oriento as pessoas que têm a possibilidade de se expor ao sol que o façam de quinze a vinte minutos, ao meio-dia e sem protetor solar no corpo. Os que nesse horário estão no trabalho e cobertos por roupas o dia todo, peço que tomem banhos de sol nos finais de semana.
– Nos exames de rotina, solicito a todos dosagem de 25 OH vitamina D no sangue, que normalmente se encontra insuficiente. Os níveis de normalidade estão entre 30 e 100, então procuro manter as pessoas com níveis acima de 50, de preferência entre 60 e 100, e para isso normalmente tenho que suplementar doses que variam de 2.000 UI a 10.000 UI ao dia.

Para saber se os receptores do hormônio vitamina D (VDR) estão repletos desse hormônio, um bom parâmetro é dosar o PTH (paratormônio), que deve estar sempre nos níveis mais baixos da normalidade.

Com relação a adquirir dos alimentos toda a necessidade diária de vitamina D, considero difícil. De qualquer forma, seguem abaixo os alimentos mais ricos em vitamina D:

Salmão de cativeiro .... *aproximadamente 200 UI em 100 g*
Sardinha em lata .... *aproximadamente 250 UI em 100 g*
Atum em lata .... *aproximadamente 230 UI em 100 g*
Cogumelos shiitake .... *aproximadamente 100 UI em 100 g*
Gema de ovo .... *aproximadamente 200 UI/gema*

Para ilustrar: "Vitamina D reduz ataques de asma".

David Jollife e colaboradores da Queen Mary University (Inglaterra) publicaram um estudo no *Lancet Respiratory Medicine*, uma das mais prestigiadas revistas médicas do mundo (vol. 5, Issue 11, novembro, 2017 p. 881-890).

Foram feitos sete experimentos com aproximadamente 955 pessoas, a maioria adultos portadores de asma leve a moderada, para observar o que aconteceria com esses participantes após a suplementação de vitamina D.

Conclusão do trabalho:

O uso de suplemento de vitamina D diminuiu em 50% o número de pacientes que necessitaram, após uma crise asmática, ir ao pronto-socorro ou ser hospitalizados!

Houve diminuição em 30% dos asmáticos que necessitaram utilizar corticoides!

O mais impressionante foi que os melhores resultados foram obtidos nos participantes que tinham os níveis mais baixos de vitamina D, em que a redução nas crises e na necessidade de tratá-los com corticoides injetáveis foi de 55%.

> **Conclusão dos pesquisadores:**
>
> A vitamina D aumenta a resposta imunológica do organismo aos vírus respiratórios, diminuindo a inflamação das vias respiratórias que deflagra as crises.
>
> Além dessa conclusão, gostaria de ponderar que a vitamina/hormônio D modula a resposta imunológica como um todo, contra vírus, bactérias, fungos, poluentes ambientais, células cancerosas etc. Esse estudo fala por si, mas e se desenhássemos um estudo com um grande número de participantes, assim como foi realizado, mas no qual acrescentássemos, além de vitamina D em ótimos níveis, ômega 3 em doses ideais, vitamina E, associássemos ainda anti-inflamatórios naturais como a cúrcuma, a *boswellia*, o gengibre, um antialérgico natural como a quercetina e, nesse mesmo grupo, além de tudo isso, se fossem retirados de cada participante, por um período, os alimentos intolerantes? Além de tudo isso, cuidaríamos da microbiota e permeabilidade intestinal desse grupo em comparação ao grupo de controle, em que nada disso seria feito. De quanto seria a diminuição de crises asmáticas, a necessidade da utilização de corticoides injetáveis ou a necessidade de internação em relação ao grupo de controle? Posso garantir, por minha experiência clínica, que seria alarmantemente maior. "Mas seria sonhar demais, afinal, saúde plena a custo baixíssimo, a quem interessa?"

Para finalizar, é inconcebível tratar qualquer pessoa com síndrome metabólica, hipertensão, diabetes, obesidade, doenças autoimunes, doenças inflamatórias, prevenção e tratamento de osteoporose, entre outras doenças, somente com drogas, negligenciando a suplementação desse hormônio para manter seus níveis dentro do melhor perfil de atividade.

21. ENTENDENDO A MEDICINA FUNCIONAL INTEGRATIVA

Resistência à insulina e síndrome metabólica: gasto ou investimento, saúde ou sofrimento?

Após tantos capítulos e tantas informações apresentadas, pensei em como poderia resumir de forma prática grande parte dos conceitos expostos para que você entenda o propósito deste livro. Então, resolvi escolher esse tema, que, além de ser pandêmico, é provavelmente o que ocasiona maior destruição à saúde humana nos países desenvolvidos: a resistência à insulina, mais uma das desmodulações hormonais, uma disfunção, uma síndrome metabólica, que causa aumento de peso (obesidade), hipertensão arterial sistêmica, alteração na proporção das gorduras sanguíneas (diminui o colesterol bom, aumenta o ruim e os triglicérides), diabetes tipo 2, doenças cardiovasculares, infarto no miocárdio, acidente vascular cerebral, doença arterial periférica, demências, Alzheimer, câncer.

Preciso citar também as várias mutilações e incapacidades, como cegueira, amputações, insuficiência renal (que leva a diálises e transplantes), disfunção erétil, infertilidade feminina, bexiga neurogênica (perda do controle da micção e uso de fraldas), polineuropatia diabética com muita dor associada, sequelas de acidente vascular cerebral, sequelas da doença coronariana que leva à insuficiência cardíaca, com cansaço e falta de ar mesmo com médios e pequenos esforços, e, por fim, à morte.

Portanto, ao contrário do que lhe fazem acreditar, de ter chegado a essa condição por questões hereditárias, e sua única função a partir de agora ser simplesmente tomar drogas para pressão arterial, colesterol, triglicérides e diabetes até o fim da vida, decidi mostrar outra visão que pode fazê-lo percorrer de ré essa desastrosa via, de volta à normalidade, antes que seja tarde demais!

Primeiro você precisa saber que não ficou diabético agora. Vem se tornando diabético ou hipertenso há anos ou décadas, tendo ou não familiares com essas doenças. Da mesma forma que esses quinze quilos a mais que ostenta hoje não foram adquiridos na última viagem de férias, mas você vem acumulando cerca de 1,5 quilo por ano, nos últimos dez anos!

Como saber se está a caminho dessa catástrofe (síndrome metabólica, diabetes, hipertensão...) antes de obter o diagnóstico, para de fato frear o processo ou protelá-lo ao máximo? O que fazer para não desenvolver esses problemas? Entender que apenas manter o controle da glicose no sangue e os níveis de pressão normais não é suficiente para o controle da doença!

Se já estiver diagnosticado como tal, aprender sobre outras ferramentas de que dispõe para proteger-se de todas as complicações que citei acima e iniciar o caminho de volta rumo à saúde!

Observem alguns dados estatísticos:

– Atualmente, segundo dados da Organização Mundial da Saúde, 6% da população mundial, ou 430 milhões de pessoas, são diagnosticadas como diabéticas!
– A prevalência ou incidência da doença no mundo dobrou entre 1980 e 2014. Creditam isso, em grande parte, ao aumento da obesidade e sedentarismo, sendo 90% dos casos no mundo de diabetes tipo 2, que ocorria somente em adultos e idosos, e agora já acomete grande parte de crianças e adolescentes,

que até então só desenvolviam o diabetes tipo 1 (autoimune – insulinodependente).
– Dos diabéticos tipo 2 diagnosticados no Brasil, 75% não mantêm a doença bem controlada. Vale lembrar que, nesse contexto de controle, leva-se em conta simplesmente o uso de medicações para manter a taxa de glicose dentro de valores normais!
– Por ser uma doença assintomática, é muito comum os pacientes abandonarem o tratamento em média após três meses do início!
– Deixo aqui um parecer: os 430 milhões de diabéticos tipo 2 diagnosticados no mundo são aqueles dos quais temos conhecimento. Porém, quantas pessoas no planeta ainda nem sabem que são diabéticas? Quantos pré-diabéticos existem que ainda não foram diagnosticados? Quantas pessoas não têm acesso a uma boa atenção à saúde e estão a caminho de desenvolver todas as complicações anteriormente descritas? A probabilidade de termos mais de um bilhão de habitantes nessas condições é enorme!
– Uma em cada três crianças nascidas nos Estados Unidos a partir do ano 2000 vai desenvolver diabetes ao longo da vida, isto é, 30%!
– Mais de 20% dos americanos acima de 65 anos têm diabetes tipo 2.
– Nos últimos dez anos, os americanos engordaram cerca de dez quilos em média!

Vamos então ao primeiro passo: como saber antecipadamente se você está a caminho do diabetes ou não?

Diretrizes para o diagnóstico
(*American Diabetes Association*)

Paciente normal: glicemia após oito horas de jejum entre 70 e 99 mg/dl e glicemia pós-prandial (taxa de glicose no sangue

duas horas após uma refeição ou ingestão de uma quantidade de glicose preestabelecida no laboratório) até 140 mg/dl.
Pré-diabético: glicemia de jejum entre 100 e 125 mg/dl. Glicemia pós-prandial entre 140 e 199 mg/dl.

Observação: boa parte da população está nessa condição, sob todos os riscos das complicações da doença e sem diagnóstico e tratamento.

Diabético: glicemia de jejum maior que 126 mg/dl. Glicemia pós-prandial maior que 200 mg/dl.
Atenção: grande parte da população tem somente a glicemia de jejum avaliada nos exames de rotina, o que não é sempre confiável, pois esse valor oscila muito; corresponde a quanto você tem de glicose na corrente sanguínea exatamente naquele segundo no qual o sangue foi colhido, e isso é muito inconstante. Caso fosse colhido trinta minutos antes ou depois, os valores poderiam ser diferentes! Observamos muito essa questão no consultório. Normalmente os pacientes diabéticos, que fazem controles periódicos da glicemia em casa, nos levam as planilhas com os últimos resultados, ou mesmo na memória dos aparelhos que registram as últimas medições, e os valores nunca são próximos!

A glicemia de jejum é influenciada por muitos fatores, como a alimentação no dia anterior, como passou a noite, se dormiu bem ou teve sono agitado. A caminho do laboratório, antes do exame, enfrentou engarrafamento? A enfermeira precisou tentar três vezes até encontrar uma veia? Lembre-se: os hormônios do estresse alteram os valores da glicemia.

Como proceder? Hemoglobina glicosilada

Hemoglobina glicosilada ou glicada corresponde à média da quantidade de glicose na sua corrente sanguínea nos últimos 90 a 120 dias, justamente o tempo de vida da hemácia, a célula vermelha do sangue que carrega a proteína hemoglobina, que, por sua vez, transporta o oxigênio para todos os órgãos. É o tempo que essa proteína (hemoglobina) fica em contato com a glicose extra livre na corrente sanguínea, que é justamente o que ocorre no diabetes (a incapacidade de retirar glicose do sangue e enviar para as células a fim de gerar energia nas mitocôndrias). A hemoglobina vai se ligando à glicose e formando a hemoglobina glicosilada. Essa medição é mais fidedigna e agora mais fácil de monitorar.

Alguns *kits* utilizados em laboratório expressam como valores normais de 4% a 6%, outros, de 4,5% a 5,6%; utilizando essa última referência, os valores entre 5,7% e 6,4% apontam para o pré-diabetes, e valores maiores que 6,5%, para diabetes.

Observação: o paciente diabético é considerado bem controlado quando tem esses valores até 7%; quanto maior esse valor, pior é o controle da doença. Por outro lado, quanto mais baixo, mais próximo de 4,5%, melhor!

Insulina de jejum (insulinemia de jejum)

Outra verificação extremamente importante e muitas vezes negligenciada. Por isso, dê uma olhada em todos os seus exames engavetados e verifique quantas vezes na vida se submeteu a esse teste. Valores de normalidade são dados em função do índice de massa corporal (IMC), que você vai aprender a calcular logo à frente.

Quantidade de insulina normal para pessoas com o IMC:

Até 25 .... (2–13 mu/l);
De 25 a 30 .... (2–19 mu/l);
Maior que 30 .... (2–23 mu/l).

Como calcular o IMC

O IMC é seu peso em quilos dividido pela sua altura ao quadrado.

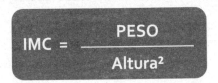

$$IMC = \frac{PESO}{Altura^2}$$

Exemplo: peso de 70 quilos, com altura de 1,75^2
70 / 1,75 x 1,75 = 22,86. Ou seja, o IMC corporal é de 22,86.

Classificação do IMC
Menor que 18,5 .... abaixo do peso ideal.
Entre 18,5 e 24,9 .... peso normal.
Entre 25 e 29,9 .... sobrepeso.
Entre 30 e 39,9 .... obeso.
Maior que 40 .... obesidade mórbida.

Agora que aprendeu a calcular e interpretar o seu IMC, e já compreende como analisar se sua insulina no sangue em jejum está em valores considerados normais ou não, é importante lembrar que, para você ser saudável, não basta estar dentro dos valores considerados normais, deve estar em níveis ótimos dentro dessa faixa de normalidade. No caso da insulina, quanto mais baixo, melhor! Recorda-se de quando falei que não nascemos para viver em estados subótimos de saúde?

Não se preocupe com a quantidade de informações. Em seguida, vou transformar tudo isso em um exemplo bem prático para que compreenda e passe a monitorar essa via metabólica sozinho.

Retomando, tendo o valor da glicemia de jejum e da insulina de jejum, podemos calcular outro índice valioso para saber se estamos caminhando para a resistência à insulina, síndrome metabólica, diabetes, entre outros. É o que chamamos de HOMA-IR.

HOMA (*HOMEOSTATIC MODEL ASSESSMENT*)

Para calcular esse índice, o laboratório necessita dos valores da insulina de jejum e da glicemia de jejum, para aplicar a fórmula e lhe entregar esse resultado pronto. Não precisa se preocupar, basta aprender a analisar:

Valores normais do HOMA, também em função do IMC:

IMC até 25 0,4–2,9
Entre 25–30 0,4–4,3
Maior que 30 0,7–8,2

Relembrando que simplesmente estar dentro do que se considera normalidade não é o ideal. Quanto mais baixo o HOMA, melhor, pois indica que a sua sensibilidade à insulina está ótima; quando ultrapassa 2, saiba que já está iniciando o processo de resistência à insulina.

Para facilitar a compreensão, vamos analisar um caso clínico hipotético, não nos esquecendo de que é isso que vem ocorrendo com muitas pessoas – e talvez com você também.

HISTÓRIA DO PEDRO:

CASO CLÍNICO FICTÍCIO, MAS OCORRE FREQUENTEMENTE NOS AMBULATÓRIOS

Acredito que o necessário seja realizar esse exame anualmente, ou, em muitos casos, ao menos duas vezes ao ano, mas, para facilitar o entendimento, vamos supor da seguinte forma.

Pedro, um jovem executivo de 30 anos de idade, prestes a se casar, completou sua pós-graduação há dois anos, sempre praticou alguma atividade física, mantém uma dieta relativamente saudável. Na sua primeira consulta, apresentou IMC normal de 23. Sua altura é 1,80, e o peso é de 75 quilos. Pressão arterial: 110/75 mmHg. Sua glicemia de jejum é 81 mg/dl, a hemoglobina glicosilada é de 4,5%, e sua insulina de jejum é de 4 mu/l.

Após cinco anos, Pedro reaparece no consultório, e sua vida mudou drasticamente. Com sua carreira de executivo alavancando, muitas metas e trabalhos a serem alcançados, não realizava mais atividades físicas rotineiras, só esporadicamente nos finais de semana, não fazia mais as refeições como antigamente, sempre apressado, com muitas reuniões, muitos encontros de *happy hour* com os colegas do trabalho; agora tinha dois filhos pequenos que não o deixavam dormir uma noite inteira sem interrupção, viagens de negócio, estresse e mais estresse...

Nesse momento, seu peso é de 84 quilos. Aumentou nove quilos desde a última consulta, e seu IMC saltou para 25,9 – está na faixa de sobrepeso. A pressão arterial é de 130/90 mmHg, já limítrofe, e os exames de laboratório tinham os seguintes resultados:

Glicemia de jejum .... 80 (perfeito).
Hemoglobina glicosilada... 5,4%
Insulina de jejum .... 8!

Se observarem, a glicemia de jejum está até mais baixa comparada com a de cinco anos antes, mas a média da glicose aumentou 20%, e a necessidade de insulina se elevou 100%. Após mais cinco anos, o próprio Pedro, que já não parece mais aquele Pedro de dez anos antes, retorna agora com 40 anos, já é diretor da empresa, completamente sedentário, sem energia, e relata angustiado que há dois anos foi diagnosticado com hipertensão e vem utilizando remédios para controlar a pressão. Está pesando 96 quilos, ou seja, 21 quilos a mais que há dez anos. Seu IMC é 31,37 (está obeso). Seus exames laboratoriais mostram: glicemia de jejum 88 (ótima!!); hemoglobina glicosilada de 6,0% (no limite superior da normalidade); e insulina, 16. O considerado normal é até 19, certo? Não!

Passam-se mais dois anos, e o Pedro retorna contando que alguns dias antes se sentiu mal na empresa, e a enfermeira do trabalho verificou sua glicemia; o resultado foi 210 mg/dl. Pedro, agora com 42 anos, além de hipertenso, já está diabético! Então pergunto: não era óbvio que esse quadro estava a caminho de acontecer? Mais nítido, impossível! Deve-se confiar apenas na medição de glicemia de jejum realizada anualmente?

Esse moço, com 30 anos, necessitava de pouca insulina (4 mu/l) para manter a média da glicose (hemoglobina glicosilada) nos níveis inferiores da normalidade = 4,5%. Passados cinco anos, com 35 anos de idade, a necessidade de insulina já era o dobro. Isso mesmo! Cem por cento maior (8mu/l), apesar de ainda estar dentro dos valores normais!

Isso para manter a hemoglobina glicosilada 20% mais alta (em 5,4%)!

"Era como um carro que fazia quinze quilômetros por litro de combustível e passou a fazer oito."

Precisa ser algum gênio para perceber isso? Então por que não é dessa forma que se procede com todas as pessoas que procuram por avaliação? O Pedro não ficou diabético naquele dia em que passou mal na empresa e a enfermeira detectou a glicemia em mais de 200! Ele já vinha percorrendo esse caminho desde seus 30 anos de idade, e, apesar de ninguém saber ou dar bola, seu organismo estava todo esse tempo sofrendo os processos degenerativos que levam às complicações tardias que citei no início deste capítulo. Logo à frente você entenderá como esses processos atuam e como proteger-se.

> Grandes estudos científicos internacionais como o *Accord* e o *Advance* já deixaram claro, há muito tempo, que mesmo os pacientes diabéticos que estão em tratamento com os medicamentos para controle da glicemia, como também os pré-diabéticos, não estão livres das complicações tardias do diabetes.

Qualquer bom e interessado médico clínico já observa, no dia a dia, os resultados mostrados pelos estudos acima. Mas por que isso ainda ocorre? A síndrome metabólica é um conjunto de situações, como aumento de peso, obesidade, dislipidemia (aumento dos triglicérides, diminuição do bom colesterol HDL), aumento da pressão arterial e diabetes, que atingem todo o organismo com uma série de mecanismos que destrói todo o sistema.

Ocorre aumento de inflamação crônica silenciosa, associado à elevação enorme do estresse oxidativo (radicais livres), que, por sinal, andam sempre juntos, além do incremento da atividade chamada glicação e da diminuição da produção do gás chamado óxido nítrico.

Esses mecanismos em ação atuam e agridem todo o sistema nervoso e toda a circulação arterial, dos vasos mais calibrosos até os mais finos, os capilares.

Esse órgão enorme, o sistema vascular, o "encanamento" responsável por levar oxigênio e nutrientes a todas as células e órgãos, tem seu revestimento interno (endotélio) agredido. Assim, ocorre um estreitamento e enrijecimento desses vasos, diminuindo a capacidade de distribuição de toda a matéria-prima necessária à boa saúde e à vida. Esse processo de deterioração de todo esse encanamento (disfunção endotelial) ocorre de forma lenta e progressiva, por meio de fenômenos de oxidação, inflamação, glicação e diminuição da produção de óxido nítrico, que não são abordados por nossa medicina convencional! Essa medicina só vai intervir nesse fenômeno já nas fases mais tardias, ou seja, quando já ocorreu a completa obstrução ou semioclusão em algum segmento; no caso das coronárias, um infarto no miocárdio; nas artérias que irrigam o encéfalo, um acidente vascular cerebral. Isso pode acontecer em artérias periféricas, também levando à claudicação intermitente (dificuldade e dor ao caminhar por alguns metros), ou em artérias que irrigam qualquer órgão, causando obstrução da artéria mesentérica, necrose intestinal, circulação renal e destruição das suas funções... Não esquecendo que as demências, inclusive o Alzheimer, são causadas também por agressão à microcirculação cerebral.

> O incrível é que a ciência bem sabe que os pacientes nessas condições (síndrome metabólica) têm quatro vezes mais probabilidade de sofrer um infarto ou acidente vascular cerebral quando comparados ao indivíduo saudável. Mesmo assim, nada é feito além de utilizar somente drogas para controlar a pressão, a glicemia, as gorduras sanguíneas e aguardar pacientemente as complicações surgirem, para depois intervir. A resposta sobre o porquê de assim se proceder deixo para a sua imaginação. Mas, se precisar de alguma ajuda, seguem algumas sugestões: suplementos e orientações nutrológicas coerentes não são patenteáveis, portanto não geram lucros, embora funcionem muito bem. Assim, diminui-se a venda de remédios, necessidade de órteses e próteses, cirurgias, internações hospitalares, cadeiras de rodas, contratação de cuidadores, casas de repouso etc. *Uma catástrofe econômica.*

GLICAÇÃO

Já comentei sobre o processo de glicação, que ocorre de forma muito acentuada nesses pacientes. Esse processo se dá pela presença de glicose (sobrando na corrente sanguínea dos diabéticos) e proteínas sob a condição de temperatura alta, fato que já ocorre naturalmente em nosso corpo, pois este está em média com 36°C. Sob essas condições acontece o processo de caramelização ou destruição de nossas proteínas, com a formação de AGEs, produtos finais da glicação avançada, que vão se unir a seus receptores (RAGEs), aumentando ainda mais a produção de substâncias inflamatórias, além de destruir as proteínas, perpetuando o processo.

Exemplos desse processo: cataratas são a caramelização ou glicação do cristalino. A hemoglobina glicosilada é a mesma situação. Ela é responsável por carregar oxigênio, e quando essa capacidade é destruída, a oxigenação diminui; assim, todo o colágeno e a elastina que dão sustentação a sua pele, presentes em suas cartilagens, no revestimento interno dos seus vasos sanguíneos (endotélio), enfim, qualquer proteína, que é justamente o bloco construtor do nosso organismo, podem e são destruídos por esse fenômeno.

Esses fenômenos de oxidação, inflamação e glicação estão destruindo não somente a sua circulação e nervos, estão destruindo também tudo em todos os níveis, causando danos das membranas celulares à mitocôndria (produção de energia), além de todas as outras organelas citoplasmáticas, isto é, em todas as suas células. Até o DNA, seu código genético, sofre mutações que causam os cânceres. Além de destrutiva, é uma situação de "baixa voltagem". Com baixa produção de energia, nada pode funcionar adequadamente, como se o seu carro de quatro cilindros estivesse rodando com um ou dois desligados. Todo o sistema paga a conta, por isso iniciei este capítulo mostrando um mero resumo das complicações tardias e consequências da síndrome metabólica.

Acredito que você tenha entendido por que apenas o tratamento com drogas é ineficaz para cuidar e proteger esses pacientes dessas terríveis complicações tardias. Se fosse necessário criar uma nova denominação para todo esse processo de síndrome metabólica e suas complicações tardias, que tal "poliesculhambose terminal"?

Deixando um pouco o humor de lado, apesar de ser fundamental para lidar com o estresse que esse assunto causa, vamos em busca da solução para que as pessoas não trafeguem por essa rota e, se já estiverem a caminho, como retornar à normalidade e à plena saúde. Assim procedendo, teremos não só muito menos cegos, amputados, renais crônicos em diálise, infartados, sequelados por acidente vascular cerebral, mortes precoces e sofrimento, como também pessoas com energia, autoestima, produtivas e com qualidade de vida. Além disso, haveria enorme economia de gastos com esses pacientes, e tais valores poderiam ser revertidos em fantásticas melhorias sociais em todo o planeta!

Usando o exemplo do paciente Pedro, como deveríamos proceder já na segunda consulta, quando foi observado claramente que, apesar da glicemia normal, aquele rapaz estava caminhando a passos largos rumo à síndrome metabólica e a todas as suas complicações?

Inicialmente, seria necessário explicar ao paciente o rumo que sua saúde estava tomando, deixando claros os riscos e as possibilidades para reverter o processo.

Como evitar ou reverter o processo

– Com orientação de como se nutrir adequadamente, consumir alimentos de baixo índice glicêmico, os menos processados e industrializados, pois, quanto mais o alimento for natural e cheio de energia vital, melhor. Não exceder nas proteínas animais, preferir as vegetais, ricas em fibras que vão nutrir as boas bactérias do intestino (releia os capítulos 10 e 11).

– Hidratar-se, isto é, beber água de qualidade e em quantidade adequada em vez de sucos de caixinha, chás (não naturais), refrigerantes... (reveja o capítulo 8).

– Oxigenar-se, aumentar a produção do óxido nítrico. Atividade física (consulte os capítulos 9 e 13).

– Limpeza do equipamento. Manter a capacidade dos órgãos de detoxificação ativada com suplementação. Remover excessos, eliminar metais tóxicos, como chumbo, alumínio, mercúrio, cádmio (ver capítulo 16).
– Diminuir a carga de ferro elevada (ferritina alta), pois essa carga vai se depositar no fígado e no pâncreas produzindo esteatose (gordura), aumentando a resistência à insulina (ver capítulo 14).
– Cuidar do sistema digestório. Lembra-se das funções do ácido clorídrico, das enzimas digestivas? Suplementá-las, se necessário for.
– Cuidar da permeabilidade intestinal, que, ao liberar a entrada de toxinas na corrente sanguínea, aumenta a inflamação e a oxidação. Não se esquecer de manter a microbiota saudável e cuidar da disbiose, além de suplementar com prebióticos e probióticos (rever o capítulo 11).
– Otimização metabólica e mitocondrial. Mais uma vez, a importância de manter o funcionamento tireoidiano em níveis ótimos (vide capítulo 17), para que permaneçam controlados a velocidade do seu metabolismo, a produção e o gasto de energia. Essa mesma glândula (tireoide) também é responsável pela biogênese mitocondrial ou pelo aumento do número desses corpúsculos (mitocôndrias) em cada célula, além de estimular o funcionamento dessas mitocôndrias.

Lembre-se: nossas mitocôndrias são nossas fornalhas intracelulares produtoras de energia. "A disfunção dessas fornalhas está presente em grande parte das doenças degenerativas, quando não é sua própria causa."

Todos os pacientes devem ser orientados a manter essas fornalhas normofuncionantes, por meio da otimização da função tireoidiana e suplementação de nutrientes necessários à produção de energia pelas mitocôndrias, como:

– magnésio
– ubiquinona ou coenzima Q10

- PQQ: pirroloquinolina quinona
- L-carnitina
- D-ribose
- Vitaminas do complexo B e antioxidantes, pois é nessa organela a maior produção de radicais livres.

Observação: lembre-se de que é muito importante, para a saúde das mitocôndrias, manter a ferritina em níveis ótimos, pois o ferro em excesso vai causar muita oxidação no processo de formação de energia dessa organela.

- Manter o "hormônio vitamina D" em níveis ótimos, pois, afinal, ele tem grande importância também no metabolismo. O resultado de laboratório da 25 OH vitamina D deve estar entre 55 e 85.
- Suplementar para aumentar a sensibilidade à insulina e reverter sua resistência: minerais importantes, como cromo, vanádio, magnésio, zinco, biotina, ômega 3, cúrcuma, *bitter melon*, faseolamina (derivada do feijão-branco; diminui a absorção de carboidratos), ácido alfa-lipoico e berberina.

Agora preciso falar sobre um medicamento de fato descoberto no extrato da *Galega officinalis*, na década de 1930, na Alemanha, e batizado com o nome de metformina, um fitoterápico que você compra também com o nome comercial de Glifage.

Seu uso começou na década de 1950, na Europa, mas, apesar do seu sucesso, só foi liberado nos Estados Unidos pelo FDA em 1995! Alguém pode imaginar por quê? Por ser uma opção terapêutica consagrada para o diabetes, para o pré-diabético, para diminuir a resistência à insulina ou prevenir que se se torne diabético.

"Não devemos aguardar o paciente estar a um passo do diabetes para iniciar a metformina."

> *"Além do controle da glicose sanguínea,
> ela reduz a inflamação, previne a aterosclerose,
> controla o apetite, ajuda no controle do peso,
> tem excelente utilização em mulheres com síndrome
> do ovário policístico, induzindo a ovulação
> e favorecendo a gravidez, e ainda vários estudos
> sugerem uma possibilidade na diminuição
> de incidência de certos tipos de câncer.
> Ativa ainda a enzima AMPK, aumentando
> a expressão de genes antienvelhecimento
> por meio do aumento de sirtuínas."*
>
> (Josie MM et al. New users of metformin are risk of incident cancer. Diabetes Care 2009; 32:1620 -1626).

E não é só isso. Essa substância extremamente segura está sendo utilizada em vários estudos experimentais para aumento da longevidade. Entendem agora? Infelizmente é uma triste mas grande verdade que a indústria farmacêutica, apesar da sua importância, tem dois grandes inimigos: a cura e a morte, pois nessas condições não se compram remédios!

Além da metformina, gosto muito de utilizar, em fases mais precoces possíveis, um medicamento inteligente, antigo e barato: a acarbose.

Esse medicamento não é absorvido e bloqueia a alfa-glicosidase, impedindo que o amido ingerido se transforme em glicose. Ajuda a controlar as taxas sanguíneas de glicose e diminui a glicação. Ainda sobre a diminuição da resistência insulínica, gostaria que não se esquecesse também da importância do jejum intermitente nesse processo.

Lembrar sempre de controlar aquele trio destruidor, começando pela inflamação. Nesse caso, deve-se suplementar ômega 3, cúrcuma, piperina, *Boswellia serrata*, gengibre, epigalotocatequina galato, *Pomegranate*, entre outros. Assim, além do controle da inflamação, protegemos o endotério (revestimento interno dos vasos), prevenindo a hipertensão e a aterosclerose. Importantíssimo também nesse aspecto, como anti-inflamatório, antioxidante e protetor dos vasos sanguíneos, é a suplementação dos aminoácidos L-arginina e L-citrulina, além de suplementos e alimentos ricos em nitrato inorgânico, como o extrato de beterraba, couve e espinafre, para aumento da produção de óxido nítrico.

Outra ação importante é controlar o estresse oxidativo (excesso de radicais livres) utilizando antioxidantes como vitamina A, betacaroteno, luteína, vitamina C, vitamina E completa, coenzima Q10, ácido alfa-lipoico, resveratrol.

Em relação à glicação, o mais importante é evitá-la. Para isso se devem ingerir alimentos de baixo índice glicêmico e usar, antes das refeições, um antiglicante natural e potente, a L-carnosina. Quero aproveitar este momento para exemplificar como novamente não tratamos das causas, somente dos sintomas – e não importam as consequências!

GASTROPARESIA

Fenômeno muito comum em pacientes pré-diabéticos e diabéticos que, se observado pela medicina integrativa funcional, serviria para o médico suspeitar precocemente da possibilidade de esses pacientes estarem a caminho da resistência insulínica e ficarem mais atentos, mas não é o que acontece! A gastroparesia é ocasionada por lesão do nervo vago por meio das oscilações glicêmicas e altera a motilidade do esôfago, estômago e duodeno. Mantém o anel gastroesofágico aberto (via de passagem do esôfago–estômago) sem abrir o piloro (via de passagem estômago–duodeno) no devido momento. O alimento fica como que represado no estômago. Como o piloro não abre para que ele desça trânsito abaixo, ele reflui para o esôfago, gerando sintomas de pirose (queimação, azia), pigarro, tosse, rouquidão etc.

Cerca de 99% dessas pessoas recebem o diagnóstico de refluxo gastroesofágico e são medicadas com os "prazóis" da vida, que fazem desaparecer os sintomas, mas não resolvem o refluxo. Essas pessoas sofrem todas as consequências brutais dessas drogas, o que já foi mostrado nos capítulos anteriores, mas estão livres dos sintomas, apesar de haver piora na nutrição, na produção de oxido nítrico e na própria síndrome metabólica!

"Esse processo se transforma em uma bola de neve: remédios para os sintomas, efeitos colaterais, mais remédios para amenizar esses efeitos, mais doenças, mais medicamentos, e assim por diante."

Se, ao contrário disso, imaginarmos outro cenário, se cuidássemos de retirar os alimentos intolerantes, orientando bem em relação à nutrologia, tratássemos da permeabilidade intestinal, da microbiota (probióticos e prebióticos), suplementássemos enzimas digestivas, estimulássemos a produção de ácido clorídrico, aproveitássemos a oportunidade para bem avaliar se estão a caminho do pré-diabetes ou diabetes e intervir oportunamente, não seriam absolutamente diferentes os resultados?

Sintetizando o que se deve guardar sobre este capítulo pensando em prevenção:

1. Nos seus exames de rotina, peça ao seu médico que solicite, além da glicemia de jejum, a hemoglobina glicada e insulinemia de jejum.
2. Observe exame a exame se a hemoglobina glicosilada vem aumentando.
3. Faça o mesmo com a insulina. Ela vem aumentando? Você está precisando de mais, ano a ano?
4. Se a hemoglobina glicosilada se mantém ou diminui e a mesma coisa ocorrer com a insulina, as coisas parecem caminhar bem!
5. Se o contrário ocorrer, acendeu a luz amarela!
6. É muito importante não se ater aos valores de normalidade referenciados. Qualquer valor por volta de 5,5% de hemoglobina glicosilada requer atenção dobrada; não aguarde chegar a 5,7% ou 6%... O mesmo com a insulina: o ideal é por volta de 4–5, e qualquer valor acima de 7 ou 8 exige cuidado, pois pode-se estar caminhando rumo à síndrome metabólica.
7. Considerações finais: sei que muitos de vocês ouviram frases como esta: *Isso tudo é uma panaceia... Não existem evidências*

científicas. Quem lhe falou isso tudo não passa de um charlatão! Então entendo que fiquem entre a cruz e a espada!

Infelizmente a decisão de como proceder deve ser sua. E, pensando assim de modo simplista, talvez seja mais fácil seguir as orientações de pessoas que se escondem por trás de muitos títulos, grandes instituições médicas, sociedades de especialidades médicas, que se alienam e aceitam tudo o que a indústria farmacêutica preconiza baseada nos estudos científicos que ela mesma subsidia e produz.

Mas antes de tomar essa decisão, gostaria que soubesse que existem também inúmeras instituições e sociedades de medicina integrativa funcional e do mais alto padrão de exigência científica espalhadas pelo planeta, e que tive a oportunidade de conhecer, além de compartilhar a experiência de décadas de acompanhamento clínico com muitos colegas. A nossa experiência é unânime em mostrar os benefícios das medicinas quando integradas.

Em relação a evidências científicas, acho que deveriam trocar o nome por *preguiça de pesquisar*! Existem milhares de citações científicas sobre tudo que descrevi a vocês neste capítulo. Em última análise, uma sugestão: enquanto não estiver totalmente confiante nessa nova perspectiva, mantenha o tratamento com seu profissional especialista ortodoxo, mas não deixe de ter simultaneamente acompanhamento de um médico funcional! Só daqui a vários anos você poderá observar se valeu ou não o que já estamos observando há mais de trinta anos! Entenda que uma doença alimentar não pode ser conduzida como é e tratada somente com drogas.

IR EMBORA TODOS VAMOS, MAS, ATÉ CHEGAR ESSE MOMENTO, ESPERAMOS ESTAR EM BOAS CONDIÇÕES, ISTO, É EM PÉ, ERETOS, COM MOBILIDADE, FLEXIBILIDADE E AUTONOMIA.

Antes de ir embora...

Passamos a vida toda comendo açúcar ou o que vira açúcar quando ingerido. Por exemplo, doces, refrigerantes, sucos, pães, bolos, biscoitos, bolachas, broinhas, massas, arroz refinado, excesso de grãos (inclusive milho, arroz integral, batatas), frutose (incluindo excesso de frutas e na hora errada), xarope de milho rico em frutose presente em quase todos os alimentos industrializados, processados e superprocessados, como molhos de salada, *ketchup*, molho de tomate pronto, *fast foods*, álcool em excesso, enfim. Nascemos como um saco vazio e vamos nos enchendo deste lixo todo: a glicose.

Isso estimula cada vez mais a produção de insulina, que vai para o interior das células – hiperinsulinemia – inundando todas elas de glicose, usada para gerar energia. O que sobra é armazenado em forma de glicogênio (reserva natural de energia para o corpo utilizar quando necessário). Mesmo assim, continuamos todos os dias nos enchendo ainda mais de glicose. Não tendo mais onde estocar, o fígado começa a transformar essa sobra em gordura e a exporta para todas as células de gordura (adipócitos) de nossa musculatura e abaixo da pele. A pessoa começa a engordar. Esses adipócitos se dilatam e multiplicam para receber mais gordura, e continuamos a comer mais açúcar, logo, mais insulina, mais informação para armazenar gordura. Não tendo mais espaço, essa gordura começa a se depositar dentro dos órgãos. Primeiro no fígado (esteatose hepática). Ele aumenta a nossa resistência à insulina como mecanismo de defesa. É como se a célula dissesse: "Não vou deixar essa insulina jogar mais glicose aqui dentro" (que se transformaria em mais gordura, mas o organismo precisa retirar esse excesso de glicose do sangue, porque isso é um alto risco). Mais produção de insulina, mais resistência a ela. A gordura não se encontra mais instalada só no fígado, agora está também no pâncreas e em outros vários órgãos (esteatose pancreática), o que causa disfunções nas ilhotas de Langherhans, células produtoras de insulina. Isso significa o surgimento de diabetes tipo 2. O processo se mantém cíclico e contínuo. Aí esse paciente procura um médico. Ele já está obeso, diabético e muitas vezes hipertenso (essa é a regra, salvo poucas exceções).

O médico, por sua vez, segundo seus conhecimentos e as diretrizes de tratamento, prescreve mais remédios para aumentar sua produção de insulina ou a própria insulina para ser injetada várias vezes ao dia. Sim, é exatamente isso que você ouviu. Agora eu me pergunto: não foi o próprio excesso de insulina gerado pela sua desastrosa dieta (que é incentivada por todos os meios de comunicação a cada minuto) quem gerou essa catástrofe? O paciente não está lotado de glicose e gordura tóxica? Não seria mais coerente orientarem-no a esvaziar-se desse lixo, em vez de estocá-lo cada vez mais com mais insulina, ensinando a dieta adequada? (Por exemplo: ingestão de gorduras boas, muitas fibras vegetais, alimentos de baixo índice e carga glicêmica, proteínas moderadas com predominância das vegetais. Todos alimentos que estimulam a pouca produção de insulina.)

Ao mesmo tempo, orientá-lo a fazer jejuns periódicos para baixar a insulina, diminuir a resistência a ela, consumir os estoques de glicogênio e a seguir os de gordura. O ideal, infelizmente, é justamente o inverso do que o protocolo médico sugere.

> Percebem que, quando não tratamos a causa e somente os níveis de glicose no sangue, na verdade não a estamos tratando. Sim, a causa é dietética/alimentar, portanto, não deve ser tratada só com drogas. A boa notícia: quando correta e oportunamente tratada, o diabetes tipo 2 é reversível, sim!

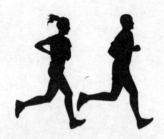

PARTE V | AUTONOMIA, FLEXIBILIDADE E MOBILIDADE ATÉ O FIM

22. SARCOPENIA:

MÚSCULOS PARA SUPORTAR O ESQUELETO

No transcorrer deste livro, você provavelmente já aprendeu que não existem um milhão de causas para um milhão de doenças crônico-degenerativas diferentes. Entendeu também como prevenir síndrome metabólica, hipertensão arterial, diabetes, infarto do miocárdio, acidente vascular cerebral, doenças autoimunes, câncer, entre outras doenças.

No entanto, se você não contar com um sistema osteomuscular íntegro para mantê-lo em pé, ereto e firme, ou não tiver mobilidade, flexibilidade para se locomover, flexionar-se, sentar-se e levantar-se de um vaso sanitário, entrar e sair de um banheiro, mover-se da cama sozinho, subir uma escada, ir ao supermercado fazer suas compras, passear no campo ou na praia, saltar um pequeno córrego ou pular uma ondinha, o que vai adiantar?

Ser livre, independente e autônomo são as metas!

Então, vamos falar um pouco sobre o que mais afeta esse sistema osteomuscular na idade adulta e na terceira idade, e como podemos evitar ou prevenir problemas.

Com o passar dos anos e o envelhecimento, o *turnover* ou reciclagem, a produção de tecidos orgânicos, a capacidade de trocar o velho pelo novo, como músculos, ossos, cartilagem, enzimas digestivas, vai ficando comprometida, os hormônios vão diminuindo, e a sarcopenia faz parte desses efeitos. A sarcopenia é a perda da massa muscular, e quando parte desta é substituída por tecido gorduroso. O paciente com sarcopenia tem a aparência externa semelhante à que tinha quando o espaço era ocupado por músculos. Porém, se utilizarmos um ultrassom ou uma ressonância magnética, que possibilita visualizar o interior, veremos quantidade muito menor de músculos e o restante do corpo ocupado por tecido gorduroso.

Esse processo leva à perda de força e à diminuição da estatura, pois o indivíduo não tem músculos suficientes para sustentar o esqueleto, apresenta dificuldades para suportar o próprio peso e até mesmo para levantar-se ou segurar algum peso. Uma situação bastante ilustrativa é aquele velhinho que inicialmente se apoia em uma bengala, depois em um andador ou agarrado a um cuidador, com o passo arrastado para atravessar a rua.

Causas da sarcopenia:

– Diminuição da produção de ácido clorídrico, de enzimas digestivas, má condição da microbiota intestinal (flora), levando à diminuição da capacidade de absorver e utilizar os nutrientes.
– Dieta pobre em proteínas de boa qualidade, pobre em minerais e vitaminas.
– Diminuição do número de atividade das mitocôndrias, corpúsculos intracelulares que são nossa fornalha de produção de energia.
– Sedentarismo – falta de atividade física.
– Declínio hormonal, principalmente a tireoide, hormônios sexuais e vitamina D.

Como se proteger:
– Boa dieta (nutrição funcional): releia o capítulo 10.
– Suplementação de vitaminas, minerais e aminoácidos essenciais.
– Vitaminas do complexo B, tiamina (B1), riboflavina (B2), niacinamida (B3).

– Ácido pantotênico (B5), piridoxina (B6), biotina, ácido fólico, cianocobalamina (B12), vitamina D, minerais, magnésio (o maestro da orquestra) e zinco.

– Suplementação de aminoácidos essenciais na proporção adequada, em forma de sachê. Um profissional em nutrição funcional saberá orientá-lo quanto à dosagem específica (veja a parte de proteínas, no capítulo 10).

– Suplementação de ácido clorídrico e enzimas digestivas.

– Melhora da função mitocondrial (geração de energia) por meio da otimização da função tireoidiana, ingestão de magnésio, vitaminas do complexo B, coenzima Q10 ou ubiquinona, acetil L-carnitina, PQQ (pirroloquinolina quinona), D-ribose.

– Modulação dos hormônios sexuais. A testosterona, por meio do estímulo motor, impulsiona a formação de novas células musculares.

– Prática de atividade física.

23. ARTROSE

A palavra artrose vem do grego *artros*, que significa articulação, e *ose*, que quer dizer desgaste. Existem ainda alguns sinônimos, como osteoartrose, artrite, osteoartrite, para denominar a degeneração articular, perda de cartilagem e formação de osteófitos (bicos de papagaio).

São diferentes das artrites de causa específica, como a artrite reumatoide, a artrite psoriática (autoimunes), as artrites infecciosas (causadas por vírus ou bactérias) e a artrite gotosa (por acúmulo de ácido úrico na articulação).

Caracteriza-se por dificuldade para realização de movimentos dependentes dessa articulação, dor, inchaços e deformação, podendo ocorrer em quaisquer das mais de duzentas articulações do corpo. No entanto, os locais mais frequentes são joelhos, quadril, dedos, coluna vertebral e ombros.

O atrito entre os ossos vai aumentando à medida que a concentração de cartilagem vai diminuindo, evoluindo até a fase terminal, quando será necessária a substituição da articulação por uma prótese (quadril, joelho, ombro).

Segundo dados da Sociedade Brasileira de Reumatologia e da Previdência Social brasileira, essa doença é a maior responsável por dores no sistema musculoesquelético, correspondendo a quase 40% de todas as consultas em reumatologia.

Aos 75 anos de idade, 85% de todas as pessoas têm evidência clínica e/ou radiológica de artrose, e 50% destas se queixam de dores crônicas. A artrose é responsável por 7,5% de todos os casos de afastamento do trabalho, sendo a quarta doença que mais determina aposentadoria.

> Estudos com setecentos atletas aposentados com idade superior a 50 anos concluiu que o risco de artrose é 85% maior nos atletas que praticam esportes de alto impacto, comparados aos que praticam esportes de baixo impacto (*American Journal of Sports Medicine*).

A perda dessa cartilagem nas extremidades ósseas, que funciona como um amortecedor, evitando o contato entre os ossos, é tão comum que ocorre em até 50% das pessoas a partir dos 65 anos, e essa porcentagem vai aumentando com o passar das décadas.

As causas são classificadas em primária, que ocorre pelo próprio envelhecimento do organismo e seu consequente declínio para produzir tudo, inclusive cartilagem, e secundária, quando existe um fator extra ao envelhecimento, como:

– Defeitos natos das articulações, como os joelhos valgo e varo, com desvios de direção para dentro ou para fora.
– Traumas crônicos ou atividades repetitivas que excedam a capacidade que a junta pode suportar.
– Atividades esportivas e profissionais que muito exigem das articulações.
– Trabalhadores da indústria (braçais), os que trabalham por longos períodos com os joelhos fletidos, trabalhadores de minas, cabeleireiros, pintores, dentistas, trabalhadores domésticos, atletas de elite, jogadores de futebol, vôlei, beisebol, corredores e aqueles que praticam atividades de alto impacto.

Por outro lado, o sedentarismo ou a falta de atividade física provocam o enfraquecimento muscular, e esse é outro fator que predispõe à artrose. Por isso, é preciso orientação especializada para a prática de atividade adequada a cada indivíduo. Além disso, o excesso de peso, fraturas, torções e doenças metabólicas (diabetes) também são predominantes para que a doença se instale.

E para você não se esquecer de que este é o manual do usuário, exemplifico com outras causas que impactam nessa destruição e que são, na maioria das vezes, negligenciadas:

– Inflamação crônica silenciosa das articulações, causada por dieta inadequada, rica em componentes inflamatórios, gorduras hidrogenadas, gorduras *trans*, alimentos de alto índice glicêmico, refinados, processados e ultraprocessados, poluentes orgânicos persistentes, metais tóxicos, entre outros.

– Estresse oxidativo causado pelo excesso de radicais livres, destruindo todo o sistema e também as articulações.

Prevenção e tratamento
– Manter dieta adequada, conforme explico no capítulo 10.

– Assegurar a boa absorção e utilização dos nutrientes (todos os cuidados no capítulo sobre como manter seu sistema digestivo em ótimo funcionamento).

– Realizar detox (conforme o capítulo 16).

– Suplementar com antioxidantes, para controlar o estresse oxidativo.

– Controlar a inflamação crônica silenciosa, com suplementação de ômega 3, uso de anti-inflamatórios naturais como cúrcuma, gengibre, *Boswellia*, Piascledine etc.

– Fortalecer a musculatura por meio de exercícios orientados.

– Evitar atividades físicas de alto impacto.

– Corrigir postura (reeducação postural global).

– Realizar avaliação ortopédica para correção de distúrbios como uma perna mais comprida que a outra, além da utilização de palmilhas especiais.

– Fazer fisioterapia.

> Estudo radiológico com cinco mil mulheres com sobrepeso/obesidade mostrou aumento de 80% de possibilidade de desenvolver artrose no quadril. Cada quilo excedente ao peso ideal causa uma sobrecarga extra de quatro quilos nos joelhos, portanto, dez quilos a mais levam a uma sobrecarga de quarenta quilos nos joelhos.

Outros suplementos necessários:

– UC II (colágeno tipo II); aproximadamente 60% da cartilagem é formada por esse tipo de colágeno, que modula o sistema imunológico, diminui a inflamação e a degeneração das articulações.

– Sulfato de glucosamina e condroitina (matérias-primas na produção de cartilagem).

– Aminoácidos necessários para a formação de colágeno.

– L-lisina e L-prolina, que utilizam vitamina C para a transformação em hidroxilisina e hidroxiprolina, necessárias à formação de colágeno no organismo.

– Vitamina D, para estimular os condrócitos a produzirem colágeno.

– Magnésio e vitamina K2 MK-7: auxiliam a calcitonina a retirar o excesso de cálcio circulante e fixá-lo nos ossos. O magnésio também é responsável por transformar a vitamina D em sua forma ativa. Os cristais de cálcio intra-articulares funcionam como um corpo estranho, causando inflamação, dor e desgaste da cartilagem (condrocalcinose), e essa dupla (K2 e vitamina D) retira cálcio desse local indesejado. Já o manganês ativa os condrócitos para produzirem mais colágeno, e o zinco também é essencial para a formação óssea e síntese de colágeno.

No tratamento, também pode ser utilizada a injeção intra-articular de ácido hialurônico, que auxilia na melhora do processo. Os efeitos aparecem em média após um ano da aplicação.

Outra possibilidade são as injeções intra-articulares de plasma rico em plaquetas (fatores de crescimento). Já está em fase preliminar de estudo a utilização de células-tronco do próprio paciente, que são colhidas, preparadas e injetadas nas articulações, e os resultados iniciais parecem promissores.

Apesar de todas essas opções, o que temos observado são esses pacientes sendo tratados paliativamente com anti-inflamatórios, analgésicos e corticoides, que apenas controlam a dor e não tratam a causa. Até chegar o dia em que precisarão comprar uma muleta, bengala, andador, cadeira de rodas, ou ir para o centro cirúrgico se submeter a uma operação delicada para colocação de uma prótese.

24. OSTEOPOROSE

PERDA DE DENSIDADE, MASSA E QUALIDADE ÓSSEA

Minha intenção é que você entenda como se proteger dessa condição que pode causar diminuição da estatura, dor, fraturas ósseas, incapacitação, possibilidade de cirurgias e todas as complicações relacionadas a elas, como infecções, tromboembolismo e muitas vezes até a morte.

A osteoporose faz com que seu osso se torne tão frágil que qualquer estresse leve, um tropeço, entorse e até mesmo o ato de tossir podem resultar em fraturas. Vale lembrar que a população mundial está envelhecendo, ou seja, vivendo mais tempo. Sendo assim, as possibilidades de osteoporose consequentemente vão aumentar.

> Aproximadamente 40% das mortes em idosos americanos entre 80 e 90 anos ocorrem em decorrência de complicações pós-operatórias de fraturas no quadril.
>
> Para se ter uma ideia, 30% das fraturas decorrentes da osteoporose ocorrem no quadril.
>
> No Brasil, atualmente estimamos haver dez milhões de osteoporóticos – e, desse número, resultarão dois milhões de fraturas por ano.

Taxas de mortalidade em um ano após fratura de colo de fêmur (quadril):

20% ....em indivíduos com menos de 70 anos.
30%... em indivíduos entre 70 e 80 anos.
40% .... em indivíduos acima de 80 anos.

Para entender melhor todo o processo, é importante explicar que o osso é um órgão constituído por proteína e minerais em constante reorganização. Temos duas células responsáveis pela construção e destruição óssea. Na infância, crescimento e idade adulta, o predomínio é da atividade das células construtivas, os chamados osteoblastos. Os osteoclastos, que são responsáveis pela destruição das células ósseas velhas, começam a entrar em maior grau de atividade após essa fase, em média a partir dos 45 anos. A partir daí, o aumento da atividade dos osteoclastos começa a predominar, e a tendência é perdermos mais osso do que produzimos.

O grande desafio é manter essas duas fases em equilíbrio, para preservar a densidade óssea, prevenindo a osteoporose e todas as suas complicações.

Apesar de a técnica de densitometria óssea ter sido desenvolvida por John Cameron e James Sorenson em 1963, o primeiro equipamento só foi produzido pela Universidade de Wisconsin–Madison, nos Estados Unidos, em 1972. No Brasil só chegou em 1989. No entanto, a osteoporose (com ou sem esse nome e suas regras de diagnóstico) sempre existiu, assim como o envelhecimento natural de qualquer tecido do nosso organismo.

Pessoalmente desfruto também da certeza de que, se olharmos para um século atrás, sua incidência seria irrisória em relação aos dias de hoje, pois as pessoas consumiam alimentos vivos, não processados, menos açúcar e sal, não utilizavam gorduras artificiais, não eram sedentárias e viviam menos. Mas o que importa é o presente, e, nas últimas décadas, evidenciou-se muito apenas um lado desse processo.

A osteoporose tem sido vinculada a mulheres menopausadas que apresentam diminuição acelerada da densidade óssea em função da queda na produção de hormônios sexuais comuns nessa fase, pela redução não apenas de estrogênio, mas também da progesterona e testosterona. Por causa dessa visão clínica obtusa, infelizmente muitos homens e mulheres (não menopausadas) deixam de ser avaliados e têm o diagnóstico de osteoporose apenas quando sofrem uma fratura.

> A progesterona estimula o osteoblasto a produzir osso.
> O estrogênio inibe o osteoclasto para que ele não destrua o osso.

> A testosterona tem também papel importante na preservação da massa óssea em ambos os sexos.
> Haja vista que, entre os 40 e os 70 anos, o ser humano perde em média 15% da sua massa óssea.

> As diretrizes atuais indicam a realização de densitometria óssea em todos os homens a partir dos 70 anos.

Uma consideração importante: por que esperar chegar aos 70 para realizar essa avaliação se sabemos que a diminuição da densidade óssea acomete um em quatro homens a partir dos 50 anos? Considero muito mais importante uma avaliação personalizada em ambos os sexos, quanto ao estilo de vida de cada um, sua hereditariedade, individualidade bioquímica, para colocar logo em prática todas as possibilidades da medicina funcional, no sentido da preservação dessa estrutura óssea, o que trará, além disso, outros benefícios para toda a saúde.

Por outro lado, receber simplesmente um diagnóstico e se submeter a um tratamento convencional com drogas apresentará resultados pobres, conforme os estudos atuais nos mostram, com efeitos colaterais enormes!!

Causas da osteoporose

– Má nutrição, alimentos processados, ácidos.
– Alcoolismo (diminui atividade osteoblástica).
– Tabagismo (nicotina aumenta o cortisol – perda óssea).
– Sedentarismo.
– Diabetes, hiperparatireoidismo, doenças hepáticas, doenças inflamatórias intestinais, doenças de má-absorção, pacientes alérgicos crônicos, asmáticos, reumáticos em uso de corticoides cronicamente.
– Uso de outros medicamentos como prazóis, antidepressivos, anticonvulsionantes.
– Andropausa.
– Menopausa.
– Déficit de vitamina D.
– Diminuição de ácido clorídrico e enzimas digestivas.

Como prevenir e tratar

Tendo você e/ou seu médico optado pelo convencional, como tomar muito leite e ingerir laticínios ricos em cálcio, ou suplementar os padronizados carbonatos de cálcio e vitamina D associada e usar as drogas comumente prescritas, os chamados bifosfonatos, com prescrição de um comprimido por semana ou um comprimido ao mês, gostaria muito que você levasse em consideração o que vou sugerir como apoio para o bem da sua saúde geral e óssea.

> Os países do mundo onde se consomem mais leite e derivados têm a maior incidência de osteoporose. Os países asiáticos, que menos consomem, têm a menor incidência!
>
> Leve em conta que seus ossos, além de sustentá-lo, têm também um enorme trabalho metabólico, pois 90% ou mais do cálcio em nossos corpos estão ali contidos e em constante movimento, saindo do osso para a corrente sanguínea, para manter o pH do sangue normal (vital à vida), e retornando ao osso ciclicamente. Ou seja, quanto mais alimento ácido ingerir, mais cálcio terá que retirar do osso. Então, se quiser destruir seu osso, o melhor caminho é consumir refrigerantes, sucos de caixinha, doces em geral, farinha de trigo refinada, proteína animal em excesso etc.

Então, mãos à obra!

Em primeiro lugar, leia com atenção e coloque em prática as informações e orientações do capítulo 10 – "Nutrologia". A partir dessa mudança de hábitos, você vai conseguir absorver o cálcio necessário de todos os vegetais que relacionei e desmamar de medicamentos nocivos, como os bloqueadores da bomba de prótons, que impedem a absorção dos nutrientes. Em seguida, deverá repor, se necessário, ácido clorídrico e enzimas digestivas, além de cuidar da permeabilidade e da flora intestinal (ver capítulo 11). É importante dosar a 25 OH vitamina D e mantê-la em níveis ótimos, entre 60–100 (para absorver o cálcio)! Modular os hormônios sempre que possível, tanto para homens quanto para mulheres, e orientar a prática de atividade física (caminhadas, pilates, natação, musculação), um estímulo fundamental à produção de massa óssea.

Suplementar:

– Magnésio: ele é um dos responsáveis pela regulação da liberação do paratormônio e a manutenção da relação cálcio/magnésio.
– Vitamina D.
– Vitamina A.
– Silício.
– Boro.
– Zinco.
– Cobre.
– Manganês.
– Complexo B.
– Vitamina K2 MK-7: ela vai dirigir o cálcio absorvido para o osso e não deixará que seja depositado onde não deve, como nas válvulas cardíacas, nas vias urinárias, causando cálculos na parede arterial, ocasionando estreitamento etc.
– Modulação dos hormônios sexuais em homens e mulheres.

ATENÇÃO:
FLÚOR EM EXCESSO É TÓXICO!
ESTAMOS QUASE TODOS
COM EXCESSO DELE
NO ORGANISMO!

Ele transforma a hidroxiapatita (grande parte do depósito de cálcio nos ossos) em fluoropatita, que altera a estrutura óssea.
"Veja o capítulo 16 – "Intox e detox"."
Você percebe como é simples manter sua mobilidade, integridade e flexibilidade?

Quando resumimos tudo em hábitos práticos, boa alimentação, atividade física, suplementações básicas e necessárias, minerais, vitaminas, enzimas, modulação hormonal e detox, conseguimos muito mais, freamos a indústria da doença e da hipermedicalização e podemos viver mais e melhor.

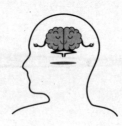

PARTE VI | ALINHANDO CORPO E MENTE

25. MODULE SUA MENTE E SIGA EM FRENTE

Se você nota que anda estressado, com alteração de humor, irritabilidade, que fatos para os quais nunca deu importância passaram a incomodá-lo ou que situações que antes causavam ira não lhe chamam mais tanta atenção, não entende o que está acontecendo com seu comportamento, talvez até mesmo não se reconheça, fique atento!

Você nota que sua concentração anda péssima, volta ao seu quarto antes de sair para o trabalho para buscar algo que esqueceu e, quando abre a porta, não se lembra do que foi pegar?

Uma outra situação: alguém está conversando com você, e você precisa fazer um enorme esforço para compreender o que a pessoa está dizendo; sua cabeça voa para longe e você não consegue prestar atenção, faz mímicas ou gestos positivos como se estivesse entendendo tudo, mas não vê a hora de a conversa terminar, pois não está ouvindo a metade da missa... Essa situação o incomoda, mas você se consola e convence a si mesmo de que sua mente está apenas seletiva! Cuidado!

E quanto à ansiedade? Não se sente bem e não se encontra em lugar algum. Quando está em determinado lugar, sente-se incomodado, com vontade de sair. Pensa em viajar por alguns dias; chegando ao local, sente-se bem nos primeiros dias, mas no terceiro já quer ir embora, e assim sucessivamente.

Quando é convidado para um cinema, jantar, reunião social, resolve que não quer ir!

Em alguns casos, acontece o contrário: não se sente em paz para ficar sozinho com você mesmo e os seus em sua casa, seja lendo um livro, seja assistindo a um filme; sente a necessidade de sair o tempo todo, sempre às pressas, para encontrar os colegas nos lugares de costume!

E quanto à angústia, má qualidade do sono, falta de proatividade, já parou para pensar?

Se tem que trabalhar, vai obrigado: "Tenho que ganhar o sustento da família".

Visitar um parente idoso? "Ok, é meu dever e obrigação."

Levar a família para passear? "Fazer o quê, já havia prometido, serei obrigado a ir."

Tudo acontece na marra, de modo extenuante, nada prazeroso, tranquilo e espontâneo, sem qualquer desejo saudável.

Você ainda acredita que todos esses distúrbios estão ocorrendo por falta de antidepressivos? Uma simples consulta com o psiquiatra e uma prescrição de tarja preta vão resolver sua vida? Absolutamente, não.

Você pode até conseguir atenuar alguns sintomas, mas lhe garanto que vai conhecer muitos psiquiatras e trocará drogas controladas por outras, e por muito tempo – talvez para sempre!

Enquanto não passar por um tratamento abrangente (medicina funcional) no qual seu médico pense e trate todas as possibilidades que geraram essas alterações de comportamento e emoções, você não vai se curar. Isso mesmo, todas as possibilidades. A começar pela quelação de metais tóxicos em seu organismo, detoxificação de poluentes orgânicos persistentes (vide capítulo 16), tratamento de parasitas em seu corpo ou cérebro, cuidado com o microbioma (flora intestinal), permeabilidade intestinal, pois, apesar de agirem no seu cérebro, a maior produção dos neurotransmissores ocorre no intestino. Outra medida a ser tomada é sobre a orientação nutricional, para que você tenha matéria-prima de boa qualidade para a produção desses neurotransmissores. Se necessário, suplementar com aminoácidos e cofatores, vitaminas e minerais, importantes para essa produção. Ou você acredita que os antidepressivos vão aumentar essa produção? Será fundamental também modular todos os seus hormônios e utilizar, de forma bem orientada, medicamentos homeopáticos, antroposóficos, fitoterápicos, que apresentam excelentes resultados ansiolíticos e antidepressivos, e o melhor, com zero efeito colateral, antes de chegar ao ponto extremo de usar os tarjas pretas.

Todas essas propostas associadas a terapias bem orientadas, como psicanálise, *biofeedback*, constelação sistêmica ou familiar multiplicam os resultados.

Percebe que, para se alcançar a cura, é preciso conhecimento, engajamento, boa vontade, visão ampla e persistência?

Mudar a maneira de ser foi justamente o que nos fez chegar a este capítulo "Module sua mente e siga em frente". Nesse ponto você precisará de treino e perseverança para mudar, e vou lhe entregar duas ferramentas essenciais nesse processo: a compaixão e a gratidão, que vão ajudá-lo a dar um salto quântico para uma melhor qualidade de vida.

Vamos iniciar observando reações automáticas e impulsivas que tomam conta do dia a dia da maioria das pessoas, reações sem pensar e sem respirar!

Situação de rotina: no trânsito, um cidadão irritado buzina, o outro retruca, solta um palavrão ou faz um gesto grosseiro. A seguir se emparelham lado a lado e iniciam as agressões verbais, atrapalhando ainda mais o trânsito. O motorista que está no carro de trás buzina e berra, porque quer andar, então também é xingado. Assim, ação e reação continuam contaminando tudo ao redor. Logo à frente, passa um motoqueiro no espaço entre os carros e esbarra no retrovisor; o motorista leva um susto, dispara seu cortisol e adrenalina, sua boca seca, seu coração acelera enquanto é tomado pela ira. Seu pensamento voa e pensa: *se eu pudesse acertar um tijolo nessa moto*! E tudo isso está acontecendo ainda pela manhã, quando esses cidadãos seguem para o trabalho e estão pensando nos problemas que terão de resolver durante o dia, ou melhor, desperdiçando, gastando energia, totalmente fora de rotação, sofrendo e se desgastando antes da hora de agir! Nunca estão no momento presente, focando no próprio silêncio, na respiração e em seu propósito de vida.

Então, chega a hora do almoço, e essa pessoa entra em um restaurante, senta-se e começa a ouvir a conversa do casal da mesa ao lado. Fica curiosa, se interessa pelo assunto alheio, como se estivesse assistindo a um seriado e aguardando o próximo capítulo. Essa conversa a leva a pensar em situações do passado e a revivê-las com as mesmas emoções da época, e seguem-se mais pensamentos: *por que não agi de outra maneira no passado? Talvez os resultados fossem diferentes...* E mais pensamentos, emoções e sentimentos, tudo sem sentido e que hoje não pode ser modificado, e a pessoa não consegue retornar ao aqui e agora, agradecer e curtir sua refeição, centrar-se no eu interior, ouvir seu silêncio, melhorando assim a sua digestão, a absorção de nutrientes, produzindo hormônios, enzimas e neurotransmissores de forma modulada para gerar tranquilidade, saúde e equilíbrio. Mas não, essa mente continua controlando tudo, o dia inteiro, criando pensamentos que geram emoções, como um mico pulando de um lado para o outro sem parar, sem chegar a lugar algum, tirando a paz, criando um buraco no tanque de combustível, acabando com a própria energia, destruindo a saúde, aumentando o estresse oxidativo, a inflamação crônica silenciosa, alterando sua expressão gênica. Isso mesmo! A mente tem o poder de ativar a expressão de genes ruins e bloquear a dos bons, predispondo a todo tipo de doença crônica degenerativa, além de inibir seu sistema imunológico e torná-lo mais suscetível a todas as infecções e câncer!

Agora vamos voltar um pouco, pois o dia ainda não acabou, e ele já está pensando que à noite, ao retornar ao lar, terá uma reunião não muito agradável em família, mas na realidade essa situação já está se antecipando em sua mente, pois ele vivencia as cenas que ocorrerão à noite como se já fossem reais e cria um repertório de argumentos que o farão vencer o debate. Portanto, mais pensamentos, mais emoções. Tudo desnecessário, irreal e insalubre!

**SEM MODULARMOS NOSSA MENTE,
SEREMOS ESCRAVOS DO DESTINO,
NÃO ENCONTRAREMOS A PAZ E A SAÚDE.**

Devemos lembrar que não somos nossas mentes, somos um todo muito maior, e ela deve ser modulada para nos servir eficientemente. Parar essa enxurrada de pensamentos não é simples, pois não somos todos monges, somos ocidentalizados e muito ocupados; porém, escolher o que pensar e dar pouca atenção aos pensamentos tolos é extremamente viável e salutar.

Imagine que somos o céu azul bem lá no alto, e abaixo há uma quantidade pequena ou grande de nuvens de diferentes formatos que se formam e passam. As nuvens representam os pensamentos, então selecione as mais belas e a essas dedique certa atenção, pois lhe trazem boas intuições, boas emoções, que vão levá-lo para a frente. As outras, simplesmente deixe que passem.

MODULANDO SUA MENTE
POR MEIO DA COMPAIXÃO E GRATIDÃO

Tenha compaixão por si mesmo e por todos ao seu redor, pois essa é uma boa maneira de modular sua mente. Exatamente assim: eu não mereço me estressar, me envenenar, me autodestruir por coisas tão insignificantes, eu gosto muito de mim, eu me amo!

Quanto à pessoa que tentou irritá-lo no trânsito, no trabalho, em casa: antes de reagir instantaneamente, respire fundo e observe a própria respiração por alguns segundos. Pense na frase acima (eu gosto muito de mim) e se imagine na pele dessa pessoa só por alguns segundos. Pense no que essa pessoa pode estar vivenciando para agir nesse estado de impulsividade e agressividade. Será que foi demitida, está sendo despejada com toda a família, está vivendo um inferno conjugal, ou, pior, um filho está com uma doença terminal? Garanto que não vai suportar por um minuto estar nessa situação. A sua reação será oposta àquela que costumamos observar. Você se sentirá muito bem logo a seguir por não ter reagido automaticamente, e sem dúvida sua saúde vai agradecer!

A compaixão merece ser praticada, pois pode levá-lo a voos muito mais altos. Veja um exemplo, uma história baseada em fatos reais.

Há uns dias, minha filha Juliana, que também é médica, ao sair de um plantão no pronto-socorro, exausta, se deparou com um rapaz, morador de rua, que estava ao lado de quatro cachorros muito bem cuidados, inclusive vestidos. Ao olhar para aquele rapaz, sem saber o motivo, por um momento veio à mente dela a imagem do seu irmão mais velho. Ela estacionou o carro por perto e foi conversar com o rapaz. Ele lhe contou que há aproximadamente dez anos, após a morte de sua mãe, veio do interior para São Paulo devido a uma proposta de emprego que nunca se concretizou. Sem dinheiro para voltar para sua cidade, desde então passou a viver na rua e a adotar cães, e com eles compartilhar sua miséria.

Ela perguntou a ele se tinha algum parente, e ele respondeu que sim, somente uma irmã, e falou o nome dela. Juliana o ajudou com o que dispunha no momento e, ao chegar em casa, procurou a irmã do rapaz pelo Facebook – e conseguiu encontrá-la. Entrou em contato pelo telefone, relatou o que acontecera. A irmã dele chorou muito, pois pensava que havia morrido fazia muito tempo, e enviou a certidão de nascimento do rapaz. Juliana voltou no dia seguinte e contou-lhe que sua irmã desejava muito que ele voltasse à cidade natal. Minha filha entregou o documento e disse que pagaria a passagem e o levaria à rodoviária, mas ele não aceitou, pois sem os quatro cães não iria a lugar algum. As duas voltaram a conversar e se mobilizaram para que uma amiga o levasse de carro com os bichos de estimação. E lá foi ele. Agora está vivendo e trabalhando com a irmã, o cunhado, o sobrinho e seus cães. Só um detalhe nessa história: quando minha filha leu a certidão de nascimento dele, observou que havia nascido exatamente no mesmo dia do irmão dela! Coincidência?

Veja como uma simples e breve atitude de compaixão pode alterar o destino de tantas pessoas!

OUTRA FERRAMENTA ABSOLUTAMENTE NECESSÁRIA É A GRATIDÃO.

Gratidão por tudo. Por ter acordado, estar vivo, enxergar, ouvir, falar, sentir, cheirar, movimentar-se, ter cognição, família, companheiro(a), filhos, irmãos, sobrinhos, pais, um animal de estimação, um teto, cobertor, chuveiro, água, comida, condução, trabalho...

Deve ser agradecido por absolutamente tudo a cada instante, pois nada nos pertence. Tudo o que possui, seja muito, seja talvez menos do que você queira, inclusive seu corpo, foi emprestado por um período. Você veio ao mundo sem nada e assim vai retornar, exceto aquilo que está carimbado no seu *passaporte*. Somente poderá carregar benfeitorias ou propósitos de vida cumpridos. Sem compaixão e gratidão, você volta vazio.

"O amor é a energia motriz do universo."

O exercício da compaixão e da gratidão muda sua frequência energética. No universo, tudo é frequência energética, que são partículas subatômicas em movimento ou colapsadas. Quando você muda essa frequência, ou seja, sua assinatura eletromagnética, aquela enviada ao campo quântico, a que tudo pertence – passado, presente, futuro e todas as possibilidades também estão lá –, surpreendentemente faz colapsar de volta as mais maravilhosas possibilidades!

"Quanto mais agir com gratidão e compaixão, mais lapidada será sua assinatura."

Alguns podem estar se perguntando: mas e o perdão, você se esqueceu?

Não! Quando exercitamos a gratidão e a compaixão, ele já vem de carona, pois as pessoas deixam de injetar em si mesmas venenos como a mágoa e o ódio.

Boa sorte!
Chegou o momento de me despedir,
já sentindo saudades. Ao longo dos últimos
dois anos e mais de duas mil horas,
fiquei sentado escrevendo e pesquisando,
e você estava presente em meus pensamentos
e intenções. Faço votos que utilizem com carinho
todas as informações aqui contidas.

Muita saúde, paz e luz.

Com carinho,

Edmond Saab Junior.

EPÍLOGO

Muitos de nós um dia começamos a fazer de algo uma rotina, que nos acompanha por longos períodos na vida. Quando adolescente, você experimentou um cigarro, depois outro e mais outro. Isso o tornou um fumante por muitos anos – ou é até hoje!

O mesmo acontece em relação à primeira cerveja ou outra bebida alcoólica que associou ao prazer. Desde então, toda oportunidade de repetir um gole gera a sensação boa de recompensa. Com os hábitos alimentares, o mesmo ocorre, desde a infância, quando ouvia de sua mãe: "Faça um esforço para comer essa verdura, esse legume ou fruta, caso contrário não vai ganhar sorvete ou bolo de chocolate de sobremesa". O mesmo em relação aos *fast-foods*, refrigerantes e pizza.

Agora que percebe como tudo um dia começa e se eterniza, quero convidá-lo a iniciar um novo hábito, como se você apertasse o *reset* e começasse do zero. Não vou lhe propor que esses novos hábitos sejam para sempre; isso você irá decidir, após experimentar por somente três meses, apenas um terço do tempo que levou para nascer.

Então observe o que acontece na sua saúde, vitalidade e emoções quando aplica os ensinamentos que acabou de ler. Apesar do livre-arbítrio, tenho certeza de que você não voltará ao estilo de vida antigo.

Estou falando basicamente em termos de nutrição, hidratação, oxigenação e detoxificação do seu organismo. Não estou dizendo que você nunca mais vai fumar ou tomar um delicioso chope gelado, mas estou garantindo que vai repensar e, quando procurar por prazer, fará com muito bom senso, pois saúde, bem-estar e autoconfiança passam a impregnar o seu ser.

*Isso é como uma bola de neve.
A procura por esse equilíbrio
não para de aumentar,
e você automaticamente vai querer
agregar cada vez mais
hábitos saudáveis à sua vida.*

Então, mãos à obra!

Saúde, paz e luz são o que desejo.

Com carinho,

Edmond Saab Junior

REFERÊNCIAS

No transcorrer da obra, coloquei várias referências para enfatizar o tema abordado no capítulo.

Uma dica muito importante é que o leitor procure os estudos que mais lhe interessarem por meio do Google Científico ou da Pubmed. com (*site* gratuito que mostra todos os trabalhos científicos realizados, conclusos ou em andamento, e é muito simples). Por exemplo, acesse o *site* e digite "Consumo de carne vermelha e câncer" ou "Ozonioterapia". Você vai se surpreender com a quantidade de estudos. Mas cuidado: atente-se aos conflitos de interesse. Segue aqui uma síntese de alguns dos que mencionei no decorrer do livro:

"Prevenção de infecção urinária de repetição em mulheres com a utilização de lactobacilos Rhamnosus, Reuteri, Casei Shirota e Crispatus."
(*M.E Falagas – Drugs, 66 (2006) 1253-1261*).

"Lactobacilos Rhamnosus em óvulos intravaginais para tratamento de vaginose bacteriana crônica (corrimento vaginal crônico por bactérias) restabelecendo o ph fisiológico vaginal."
(*A. Rossi – Arquivos Gynecol obstet. 281 (2010) 10065 – 1069*).

"A microbiota transforma polifenóis do cacau, vinho e café em substâncias biologicamente ativas e absorvíveis, promovendo a saúde." (*Clifford MN, Planta médica; 70 (2004) 1103-1114*).

"Lactobacilos Búlgaricos utilizados em grupos de idosos com o objetivo de reduzir infecção por rinovírus (resfriado). Estes apresentaram menor incidência em relação ao grupo controle, por estímulo do sistema imunológico." (*S. Makino – Be J. Nutrition; 104 (2010) 998-1006*).

"Lactobacilos Helveticus e Bifidobacterium longum protegem a barreira intestinal." (Beqnaqui et al., 2014).

"Pela similaridade estrutural da barreira intestinal com a barreira hematoencefálica, o que afeta o intestino afeta também o cérebro. Daí a importância de quando tratamos doenças como depressão e espectro autista cuidarmos também do microbioma e da permeabilidade intestinal." (Doran et al., 2013)

BIBLIOGRAFIA RECOMENDADA

The Fourth Phase of Water
Dr. Gerald H. Pollack

Your Body´s Many Cries For Water
Fereydoon Batmanghelidj MD

Combustível para a Saúde
Dr. Joseph Mercola

The Type 2 Diabetes Breakthrough
Dr. Frank Shallenberger

Oncologia Médica Fisiopatogênia e Tratamento
Dr. José de Felippe Junior

Manual do proprietário
Dr. Edmond Saab Junior

O Código Básico do Universo
Dr. Massimo Citro

Estratégias Nutricionais eficazes na prevenção do câncer, doenças cardiovasculares, diabetes entre outras.
Dr. Sidney Federman

Anti-inflamatory Oxygentherapy
Dr. Mark Sircus

Medicamentos Mortais e Crime Organizado
Dr. Peter C. Gotzsche

Processos Naturais de Desintoxicação
Dr. Artur Lemos

10% Humano
Alanna Collen

CDS – A Saúde é Possível
Dr. Andreas Ludwig Kalcker

HandBook Of Vitamins
Janos Zempleni, Robert B. Rucker

Atlas of Endocrinology For Horm One Therapy
Dr. Thierry Hertogle

Zonas Azuis
Dan Buettner

O Mito das Dietas
Dr. Tim Spector

Ending Medical Reversal
Vinayak K. Prasad MD, Adam S. Cifu MD

Supergenes
Deepak Chopra

Jejum: uma Nova Terapia?
Thierre Delestrade

A Handy Way To Cook Your Brain
Dr. David R. James

A Chave da Longevidade
Dr. Helion Povoa

Detoxify Or Die
Sherry A. Rogers MD

Ultrametabolismo
Mark Hyman MD

Longevidade do Cérebro
Dharma S. Khalsa MD

A Medicina da Imortalidade
Terry Grosman MD

O Cérebro Desconhecido
Helion Povoa

Text Book Of Natural Medicine
Pizzorno / Murray

Saúde Total
William Davis MD

Barriga de Trigo
William Davis MD

Cleanse Your Body, Clear Your Mind
Jeffrey A. Morrison MD

The China Study, The Most Comprehensive Study Of Nutrition Ever Conducted T.Collin Campbell, PhD

Doenças Autoimunes
Amy Myers

Stopping Inflamation
Nanci Appleton, PhD

O Mito do Colesterol
Stephen Sinatra MD

Protein Aholic
Garth Davis MD

Superimunidade
Joel Fuhrman

Remédios que Curam, Remédios que Matam
Dr. Artur Lemos

Magnésio – o que ele pode fazer por você
Dr. Arnoldo Velloso da Costa

Vitamina D
Prof. Dr. Michael Holick

Reversing Hypertension
Julian Whitaker MD

Medicina que Cura, Medicina que Adoece
Dr. Hans Georg Eberhardt

Caminhos para Reforma da Medicina
Dr. Hans Georg Eberhardt

As Mensagens da Água
Masaru Emoto

TextBook Of Functional Medicine
Institute For Functional Medicine

Cem Anos de Mentira
Randal Fitzgerald

Como proteger-se dos produtos químicos que estão destruindo a sua saúde
Randal Fitzgerald

The longevity code
Kris Verburgh, MD

O código do diabetes
Jason Fung, MD

Strogeneration
Antony G Jay, MD

BIBLIOGRAFIA

Bray, Ga; Champagne, CM. Beyond Energy Balance. ThereismoreToobesityThisKilocalories. Journal American Diet 2005; 105 517-523.
Schroeder H A.Losses of vitamins and trace minerals resulting from processing and preservation of foods. American Journal Clinical Nutrition – 1971; 24;562-573

Seeram NP. Berry Fruits For Cancer Prevention: Current Status and Future Prospects – J. Agric. FoodChem. 2008; 56 (3): 630-5

YuYm, ChaneWc, et. al. Reduction of Oxidative Stress And Apoptosis in Hiperlipidemic Rabbits By Ellagic Acid. J. Nutrition Biochem. 2005 nov; 16 (11): 675-81

The Nitritc Oxide Solution – Nathan S. Bryan and Janet Zerd/ Nitrite And Nitrate in Human Health and Desease – Nathan S. Bryan and Joseph Loscalzo.

Lyon, França 2015, sede do IARC – Agência Internacional de Pesquisa do Câncer, publicada na revista The Lancet Oncology.

Crinnion Walter J. "Sauna as a valuable clinical tool for cardiovascular, autoimune, toxicant – inducent and other chronic health problem". Fonte: Alternative Medicine Review, sept 2011.

Adrenal Fatigue: The 21ST Century Stress Syndrome. Autor: James L. Wilson Ph.D – SmartPublication 2001.

Medicine and Science in Sports and exercises – nov/2017. Jefrey Woods – cientista da Universidade de Illinois/EUA.

M. S. Willis, Etal. Proteic Toxicity and cardiac dysfunction - alzheimer's diseases of the heart?. New England, Journal of Medicine. Jan/2013.